临床护理技术与专科实践

主 编 于 红 刘 英 徐惠丽
鞠晓青 隋红叶

四川科学技术出版社

图书在版编目(CIP)数据

临床护理技术与专科实践/于红等主编. —成都：
四川科学技术出版社，2021.7
ISBN 978 - 7 - 5727 - 0189 - 4

Ⅰ. ①临… Ⅱ. ①于… Ⅲ. ①护理学 Ⅳ. ①R47

中国版本图书馆 CIP 数据核字(2021)第 142863 号

临床护理技术与专科实践
LINCHUANG HULI JISHU YU ZHUANKE SHIJIAN

主　　编	于　红　刘　英　徐惠丽　鞠晓青　隋红叶
出 品 人	程佳月
责任编辑	李迎军
封面设计	刘　蕊
责任出版	欧晓春
出版发行	四川科学技术出版社
	成都市槐树街 2 号　邮政编码 610031
	官方微博:http://e. weibo. com/sckjcbs
	官方微信公众号：sckjcbs
	传真：028 - 87734039
成品尺寸	210mm × 145mm
印　　张	8. 25　字数 200 千
印　　刷	四川机投印务有限公司
版　　次	2021 年 7 月第 1 版
印　　次	2021 年 7 月第 1 次印刷
定　　价	48. 00 元

ISBN 978 - 7 - 5727 - 0189 - 4

主　编	于　红	刘　英	徐惠丽	鞠晓青	隋红叶
副主编	刘美丽	徐玲玲	秦军丽	孙　丹	林丽丽
	尉利苹	薛红芹	栾梅桦	孙晓燕	

编　委	于　红	威海市中医院
	刘　英	威海市中医院
	徐惠丽	威海市中医院
	鞠晓青	威海市中医院
	隋红叶	威海市中医院
	刘美丽	威海市中医院
	徐玲玲	威海市中医院
	秦军丽	威海市中医院
	孙　丹	威海市中医院
	林丽丽	威海市中医院
	尉利苹	威海市中医院
	薛红芹	威海市中医院
	栾梅桦	威海市中医院
	孙晓燕	威海市中医院
	冷津楠	威海市中医院
	邹美琪	威海市中医院
	张亚平	威海市中医院
	龙晓燕	威海市中医院
	许惠敏	威海市中医院

前　言

随着高科技时代的到来，临床护理学的基础与临床研究发展迅速，许多新理论、新机制、新观点、新技术和新疗法不断问世，工作在临床第一线的广大护理人员迫切需要丰富和更新自己的知识，以便在临床上与医师密切合作，互相配合，出色地完成常见疾病的护理工作。为此，我们在繁忙的工作之余，结合自身经验，参考近期文献，编写成本书。

本书共分十一章，第一章至第十章系统介绍了临床各科常见疾病的护理，每章节按照护理评估、治疗要点、护理问题、护理措施等步骤叙述，力求使读者对常见疾病的护理有明确、深刻的认识。第十一章介绍了常用护理技术。本书内容丰富，重点突出，资料新颖，实用价值高。

由于时间仓促，且各编者的写作风格不完全相同，每章节的内容难易程度和格式不尽相同，书中难免有不妥之处，敬祈广大读者指正。

编　者
2021 年 2 月

目　录

第一章　呼吸系统疾病患者的护理 ………………………… 1

　第一节　支气管哮喘 ……………………………………… 1

　第二节　肺　炎 …………………………………………… 7

第二章　循环系统疾病患者的护理 ……………………… 15

　第一节　急性心力衰竭 ………………………………… 15

　第二节　心律失常 ……………………………………… 23

第三章　消化系统疾病患者的护理 ……………………… 30

　第一节　消化性溃疡 …………………………………… 30

　第二节　肝硬化 ………………………………………… 36

第四章　泌尿系统疾病患者的护理 ……………………… 46

　第一节　急性肾小球肾炎 ……………………………… 46

　第二节　慢性肾小球肾炎 ……………………………… 51

第五章　血液和造血系统疾病患者的护理 ……………… 59

　第一节　再生障碍性贫血 ……………………………… 59

　第二节　弥散性血管内凝血 …………………………… 66

第六章　内分泌和代谢疾病患者的护理 ……………… 73

第一节　甲状腺功能亢进症 ……………… 73

第二节　糖尿病 ……………… 80

第七章　神经系统疾病患者的护理 ……………… 91

第一节　脑血栓形成 ……………… 91

第二节　脑出血 ……………… 97

第八章　妇产科疾病患者的护理 ……………… 105

第一节　异位妊娠 ……………… 105

第二节　前置胎盘 ……………… 111

第三节　胎盘早剥 ……………… 117

第四节　子宫颈癌 ……………… 123

第五节　子宫内膜癌 ……………… 131

第六节　绒毛膜癌 ……………… 139

第九章　儿科疾病患儿的护理 ……………… 144

第一节　新生儿颅内出血 ……………… 144

第二节　新生儿败血症 ……………… 149

第三节　新生儿破伤风 ……………… 155

第四节　新生儿黄疸 ……………… 161

第五节　急性支气管炎 ……………… 167

第六节　支气管肺炎 ……………… 169

第七节　婴幼儿腹泻 ……………… 176

第十章　创伤患者的护理 ……………… 186

第一节　颅脑损伤 ……………… 186

第二节　胸部损伤·· 202

第三节　腹部损伤·· 212

第四节　脊髓损伤·· 222

第五节　眼球穿通伤·· 230

第六节　化学性眼烧伤·· 234

第十一章　常用护理技术·· 240

第一节　气管插管术·· 240

第二节　气管切开术·· 242

第三节　环甲膜穿刺术·· 245

第四节　胸腔穿刺术·· 246

第五节　腹腔穿刺术·· 248

第六节　吸痰术··· 250

第七节　导尿术··· 252

第一章 呼吸系统疾病患者的护理

第一节 支气管哮喘

支气管哮喘（简称哮喘），是由嗜酸性粒细胞、肥大细胞和T淋巴细胞等多种炎症细胞参与的气道慢性炎症性疾病。这种炎症使易感者对各种激发因子具有气道高反应性，并引起气道缩窄。临床上表现为反复发作性的喘息、呼气性呼吸困难、胸闷或咳嗽等症状，多在夜间和（或）清晨发作、加剧，常常出现广泛多变的可逆性气流受限，多数患者可自行缓解或经治疗后缓解。治疗不当，也可产生气道不可逆性阻塞。

一、护理评估

（一）病因和发病机制

哮喘的病因还不十分清楚，一般认为是与多基因遗传有关，同时受遗传因素和环境因素的双重影响。①遗传因素：哮喘患者及其家庭成员的哮喘、婴儿湿疹、过敏性鼻炎等过敏反应较群体为高。②过敏性因素：多发生在过敏体质的患者，在接触变应原（抗原）之后，浆细胞产生特异体抗体IgE，后者附着在肥大细胞和嗜碱性粒细胞的表面并使其致敏。常见变应原有植物花粉、动物皮毛、羽毛，以及尘螨、真菌孢子、鱼、虾、螃蟹、牛奶、蛋类、药物等。③呼吸道或其他感染：变应原来自体内，为细菌或病毒感染的代谢产物，故与鼻、咽、扁桃体、肺或其他感染灶未及时清除有一定关系，多在成年后起病。上述细菌或病毒产物促使 B 淋巴细胞产生抗体——免疫球蛋白 M（IgM），组成抗原—抗体复合物，沉积于支气管黏膜下微血管，在补体参与下发生过敏反应，破坏粒细胞，释放出慢性反应素等，引起支气管平滑肌痉挛、黏膜充血水肿、黏液腺分泌增加而导致哮喘发作。④药物和食物诱发：在成人哮喘中 4%～28% 哮喘的发生或加重与阿司匹林或其他非甾体抗炎药有关。青霉素、磺胺药、含碘造影剂等也可诱发。而食物变态反应发生率为 3.14%，约有 30% 的哮喘患者有摄取某种食物后促发哮喘的病史。可能诱发哮喘的食物有：牛奶、禽蛋、鱼、水果等。⑤空气污染：工业烟雾中所含的 SO_2、NO_2 可促使支气管收缩，暂时性增加气道反应性和变态反应性。⑥吸烟：吸烟使易患人群诱发哮喘或加重哮喘病情。⑦精神因素：精神异常大多在哮喘长期反复发作的基础上发生。强烈的情绪可促使哮喘发作。⑧运动性哮喘：哮喘可由运动激发或导致恶化，尤其在致敏状态、好发季节或伴有某些并发症时更为明显。运动前吸入色甘酸钠可预防发作。此外，疲劳、说话太多、大哭大笑等都能够激发哮喘。⑨气候变化：气温、湿度、气压及空气离子等对哮喘的发病可能都有关系。

（二）临床表现

为发作性伴有哮鸣音的呼气性呼吸困难或发作性胸闷和咳嗽，干咳或咳大量白色泡沫痰，甚至出现发绀等，有时咳嗽为唯一的症状（咳嗽变异性哮喘）。哮喘症状可在数分钟内发作，经数小时至数天，可自行缓解或用支气管舒张药缓解。某些患者在缓解数小时后可再次发作或在夜间及凌晨发作。有些青少年，其哮喘症状表现为运动时出现胸闷和呼吸困难（运动性哮喘）。

体征：胸部呈过度充气状态，有广泛的哮鸣音，呼气音延长。但在轻度哮喘或严重哮喘发作后，哮鸣音可不出现。严重患者肺部过度膨胀，辅助呼吸肌和胸锁乳突肌收缩加强，心率增快、奇脉、胸腹反常运动和发绀。

（三）实验室及其他检查

1. 血常规检查

合并呼吸道感染时白细胞增加，发作时嗜酸性粒细胞可增加。

2. 痰液检查

涂片可见较多嗜酸性粒细胞、尖棱结晶、黏液栓和透明的哮喘珠。如合并呼吸道感染，做痰培养及药敏试验，有助于查清病原菌及指导治疗。

3. 呼吸功能检查

发作时肺活量、时间肺活量降低，功能残气量增加，残气量与肺总量比值增大。哮喘缓解后，肺功能改变可恢复正常。如并发阻塞性肺气肿，上述变化可持续存在。

4. 血气分析

哮喘发作时，如有缺氧，可有 PaO_2 降低，在轻度或中度哮喘时，由于过度通气，可使 $PaCO_2$ 下降，pH 值上升，表现呼吸性碱中毒。如哮喘持续状态，气道阻塞严重，可使二氧化碳潴留，$PaCO_2$ 上升，表现呼吸性酸中毒。

5. X 线检查

早期在发作时可见两肺透光度增加，呈过度充气状态。在恢复期无明显异常。合并呼吸道感染时可见肺纹理增粗及炎症阴影。

6. 皮肤敏感试验

用可疑的过敏原做皮肤划痕或皮内试验，过敏性哮喘患者常为阳性。

二、治疗要点

治疗原则是除去病因，劝导患者避免接触变应原和其他非特异性刺激，消除各种诱发因素，正确应用糖皮质激素、β_2受体激动剂及茶碱类药物等，进行抗炎、降低气道高反应性和对参与气道炎症的细胞进行抑制，舒张支气管平滑肌，解除气道痉挛，以达到尽快控制哮喘症状的目的，最大限度地解除其身心痛苦。

三、护理问题

（一）活动无耐力

与氧供需失调有关。

（二）低效性呼吸型态

与支气管炎症和气道平滑肌痉挛有关。

（三）清理呼吸道无效

与过度通气，机体丢失水分过多，痰液黏稠有关。

（四）焦虑

在哮喘发作时，若无法使症状缓解，会使患者处于极度的焦虑或近于惊恐的状态。

（五）知识缺乏

患者对疾病的过程和诱发因素以及防治方法缺乏了解。

（六）医护合作性问题

潜在并发症：

1. 水、电解质紊乱

哮喘发作时，交感神经兴奋，加之用力呼吸，患者会大量流汗。此外，过度通气，使水分过多排出而造成脱水；加之缺氧、二氧化碳潴留可导致水、电解质紊乱，酸碱平衡失调。

2. 自发性气胸

严重发作时，肺内压明显升高，肺大疱破裂引起自发性气胸。

3. 肺功能不全

哮喘持续发作，气道阻塞，呼吸肌疲劳，缺氧和二氧化碳潴留加重，出现呼吸功能不全。

四、护理措施

（一）一般护理

1. 避免接触环境中的变应原

保持室内空气流通、新鲜，温、湿度适宜。不宜在室内布置花草，尽量减少房间内尘埃或带毛物品如带有羽毛的枕头、羊毛衫等，避免吸入刺激性物质而导致哮喘发作。

2. 舒适合理的体位

哮喘发作时，协助患者采取合适的体位，半卧位或坐位并较舒适地伏在小桌上休息，以减轻体力消耗。

3. 合理氧疗

按医嘱给予吸氧 2 ~ 4 L/min，伴有高碳酸血症时应低流量吸氧。吸氧时应注意呼吸道的湿化、保暖和通畅，避免气道干燥和寒冷气流的刺激而导致气道痉挛。

4. 适量补充水分和合理饮食

补充液体，以利于痰液的稀释，改善通气功能。若无心、肾功能不全，鼓励患者每天饮水至少 2 000 mL。重症哮喘者应静脉补液，根据失水和心脏情况给予等渗液体，一般补液量在2 000 ~ 3 000 mL，滴速以 30 ~ 50 滴/分为宜。饮食宜清淡，易消化，不吃可能诱发哮喘的食物，如鱼、虾、牛奶、蛋等。

5. 注意皮肤卫生

哮喘发作时，应协助患者的生活起居和卫生处置。由于出汗过多，应及时用温水擦浴，更换内衣，但要注意防止受凉。危重期患者生活不能自理，应加强皮肤、口腔护理，防止压疮及口腔炎的发生。同时做好会阴部的清洁护理，防止泌尿系感染。

6. 心理护理

加强精神护理，哮喘患者神志清楚时，往往精神高度紧张焦虑，烦躁不安，有死亡的恐怖感，可加重支气管痉挛而给治疗带来困难。因此，医护人员对患者要特别关心体贴，随时了解患者的心理活动，发病情绪激动或精神紧张时，做好劝导工作。当患者由于呼吸困难，喘憋严重，甚至有窒息感时，此时不能用抑制呼吸的镇静剂，要安慰患者，减轻紧张情绪。

（二）病情观察与护理

1. 神志情况

哮喘发作期患者一般神志是清楚的，重度、危重度发作常伴有呼吸衰竭，患者可出现嗜睡、意识模糊，甚至出现浅、深昏迷，因此神志情况是判断哮喘发作程度的指标之一。

2. 呼吸情况

应密切观察患者呼吸频率、节律、深浅度和用力情况。哮喘患者由于小气道广泛痉挛、狭窄，表现为呼气性呼吸困难、呼气时间延长，并伴有喘鸣，重度发作患者喘鸣音反而减弱乃至消失、呼吸变浅、神志改变，常提示病情危笃，应及时处理。

3. 发绀情况

由于低氧血症致血中脱氧血红蛋白增多，使皮肤、黏膜呈现青紫色，称为发绀。应在皮肤薄、色素少而血流丰富的部位如口唇、齿龈、甲床、耳垂等处观察。并发贫血的患者因血红蛋白过低，致使脱氧血红蛋白达不到发绀的浓度而不出现发绀，病情观察时应予注意。

4. 血气分析

血气分析是反映肺的通、换气功能和酸碱平衡的重要指标，亦是判断呼吸衰竭及其分型的依据，哮喘患者发生 II 型呼吸衰竭表明病情危重，应立即采取有效治疗措施，挽救患者生命。

5. 药物反应

注意观察药物反应及疗效，加强心脏的监护，如患者出现心悸、心动过速、心律失常、血压下降、震颤、恶心、呕吐等反应，要及时报告医生给予相应处理。

五、健康教育

1. 保持情绪稳定，多参加文娱活动，调整紧张情绪。
2. 在冬季或气候多变期，预防感冒，以减少发病的次数。
3. 坚持医生、护士建议的合理化饮食。
4. 生活规律化，保证充足的睡眠和休息。
5. 鼓励患者参加力所能及的体育锻炼，如太极拳等。增强机体抗病能力。
6. 正确使用药物，教会患者气雾剂的吸入方法，以免过度使用而发生反弹性支气管痉挛。
7. 在医生指导下，坚持进行脱敏疗法。

（于红）

第二节 肺 炎

肺炎是指包括终末气道、肺泡及肺间质等在内的肺实质的急性炎症，可由多种原因（如细菌、病毒、真菌、寄生虫、放射线、化学及过敏因素等）引起。

一、病因和分类

肺炎可按解剖或病因分类。

解剖分类：可分为大叶性（肺泡性）、小叶性（支气管性）及间质性肺炎。

病因分类：①感染性肺炎，占绝大多数，如细菌、病毒、衣原体、支原体、立克次体、真菌、寄生虫等，其中以细菌感染最为常见（约占80%），包括需氧革兰阳性球菌，如肺炎链球菌（通称肺炎球菌）、金黄色葡萄球菌、甲型溶血性链球菌等；需氧革兰阴性菌，如肺炎克雷伯杆菌、流感嗜血杆菌、铜绿假单胞菌、肠杆菌属、大肠埃希菌、变形杆菌等；厌氧杆菌如棒状杆菌、梭形杆菌等。②理化性肺炎，如放射线、药物、毒气等。③变态反应性肺炎，如过敏性肺炎等。

肺炎目前主要分为两大类。

①社区获得性肺炎（院外肺炎）：指在社会环境中发生的肺炎，致病菌为肺炎链球菌、金黄色葡萄球菌、流感嗜血杆菌（3%～12%）、嗜肺军团菌、衣原体、支原体和病毒。②医院获得性肺炎（HAP）：指入院时不存在肺炎也不处于潜伏期而是住院后发生的肺炎，革兰阴性杆菌占50%～80%，主要为肺炎杆菌、大肠埃希菌、铜绿假单胞菌及其他假单胞菌属、耐甲氧西林金黄色葡萄球菌（MRSA）、卡氏肺孢子虫和真菌（0～5%）等常见。

（二）临床表现

起病突然，出现寒战、高热、咳嗽、胸痛、咳铁锈色痰、呼吸困难等。

每个症状发生的强度因不同病例而差异较大，其前驱症状及伴随症状亦因病原体及其毒力的不同而不同。肺炎链球菌大叶性肺炎常是完全健康的人突然寒战而起病，如未及时治疗则呈持续发展状态，并产生剧烈咳嗽，咳红色或铁锈色痰，心慌、胸痛、大汗，可出现鼻翼扇动，高热。当细菌毒素进入血液循环可发生中毒性休克等典型重度症状。较多见的肺炎表现为较缓慢进行的低热或中度发热，老年人或体弱患者可完全不发热。支原体肺炎常表现为反复咳嗽，刺激性干咳而无痰。军团菌肺炎临床表现为支气管肺炎，并伴有消化道、肾脏及中枢神经系统症状，其预后不良，死亡率高达 20%。大叶性肺炎发热前常伴寒战，继而出现口唇疱疹，伴胸痛等，非典型肺炎发热不伴寒战。物理体检，大叶性肺炎呼吸音减低，语颤增强，可闻及支气管呼吸音及胸膜摩擦音，消散期可听到湿啰音。非典型肺炎的体征较少甚至无。

（三）实验室及其他检查

1. 白细胞检查

细菌性肺炎多有白细胞增高，中性粒细胞增多和核左移现象；病毒性肺炎和其他类型肺炎白细胞计数可无明显变化。

2. 痰革兰染色和痰培养

痰涂片革兰染色如有某类优势菌生长可作出初步判断。痰培养可确定病原体并指导用药。特殊情况下可采取经环甲膜穿刺或经纤维支气管镜用防污染刷方法收集标本，明确病因。

3. 免疫学技术

PCR 检测和荧光标记抗体检查，适用于某些特殊感染如支原体肺炎、军团菌肺炎。

4. 血和胸腔积液培养

大约 30% 的细菌性肺炎患者有菌血症，培养阳性结果具有高度特异性，因此严重肺炎患者应做血培养。有胸腔积液时做胸水培养。

5. 胸部 X 线检查

胸部 X 线片有肺炎征象。后前位和侧位胸片可为肺炎发生的部位、严重程度和病原学提供重要的线索，如呈叶状或段分布的阴影高度提示为细菌性肺炎；非均匀性浸润如斑片状或条索状阴影，多与细菌或病毒引起的支气管肺炎有关；空洞性浸润常见于金黄色葡萄球菌或真菌感染。

6. 经纤维支气管镜或人工气道吸引

受口咽部细菌污染的机会较咳痰为少，如吸引物细菌培养浓度$\geq 10^5$cfu/mL，可认为是致病菌，低于此浓度则多为污染菌。

7. 防污染样本毛刷（PSB）

如细菌浓度$\geq 10^3$cfu/mL，可认为是致病菌。

8. 支气管肺泡灌洗（BAL）

如细菌浓度$\geq 10^4$cfu/mL，防污染 BAL 标本细菌浓度$\geq 10^3$cfu/mL，可认为是致病菌。

9. 经皮细针抽吸（PFNA）

这种方法的敏感性和特异性很好，但由于是创伤性检查，容易引起并发症，如气胸、出血等，应慎用。临床一般用于对抗生素经验性治疗无效或其他检查不能确定者。

二、治疗要点

细菌性肺炎应尽早应用抗生素，首选青霉素类药物，以后根据细菌培养结果选用对致病菌敏感的抗生素。重症患者还可选用头孢菌素类，如头孢唑啉、头孢羟唑、先锋美唑、头孢哌酮、头孢噻肟钠等。对青霉素过敏者可选用红霉素或林可霉素。

（一）抗生素治疗

1. 肺炎双球菌肺炎

首选青霉素 G，青霉素过敏者可选用红霉素或林可霉素，对青霉素耐药者可用头孢噻吩或头孢唑啉。

2. 溶血性链球菌肺炎

青霉素 G 仍为首选，对青霉素过敏者可选用红霉素、林可霉素。此种肺炎好发于儿童，易并发脓胸，此时必须予以引流。

3. 金黄色葡萄球菌肺炎

治疗首选苯唑西林（新青Ⅱ），耐新青Ⅱ者可用万古霉素、头孢噻吩、头孢唑啉、头孢曲松及氟喹诺酮类，如环丙沙星、氧氟沙星等。

4. 厌氧菌肺炎

首选青霉素 G，亦可用甲硝唑或氯霉素，但厌氧菌感染者往往合并金黄色葡萄球菌或铜绿假单胞菌感染，宜同时合并应用抗生素。

5. 肠源杆菌科细菌性肺炎

致病菌有大肠埃希菌、肺炎杆菌、产气杆菌等。治疗可选用氨苄西林、羧苄西林、哌拉西林，并加用一种氨基糖苷类抗生素，病情危重者可选用氟喹诺酮类，如环丙沙星、氧氟沙星或头孢菌素类，如头孢唑啉、头孢哌酮、头孢曲松等。

6. 流感嗜血杆菌肺炎

首选氨苄西林或氯霉素。

7. 嗜肺军团菌肺炎

首选红霉素，重症者加用利福平，总疗程不少于 3 周。目前认为第三代喹诺酮类，如培氟沙星、环丙沙星等亦有较好疗效。

（二）感染性休克的治疗

1. 补充血容量

静脉滴入低分子右旋糖酐或平衡液，使血容量得到补充，稳定血压，保证组织灌流。

2. 应用血管活性物质

根据血压情况适当应用升压药，如多巴胺、间羟胺可联合使用，在补充血容量的情况下同时应用阿托品或 654－2 可使小血管舒张，有效改善微循环，同时应用强心剂与利尿剂。

3. 控制感染

加大抗生素剂量，并联合用药，2～3 种广谱抗生素同时使用。

4. 应用糖皮质激素

病情严重、全身毒血症状明显时可酌情静脉滴注氢化可的松 100～200 mg 或地塞米松 5～10 mg。

5. 纠正水、电解质和酸碱平衡紊乱

随时监测电解质变化和血气指标，年老体弱和患有慢性肺心病患者要保持呼吸道通畅，以免诱发呼吸衰竭。

（三）氧气吸入

重症肺炎患者均伴低氧血症，必须做氧疗。但对患慢性阻塞性肺病者，避免用高浓度的氧吸入，否则会引起二氧化碳潴留。

（四）心功能不全治疗

出现心功能不全征象时，应严格控制静脉输液量和速度，限制含钠液输入，酌情给予强心剂治疗。大剂量肾上腺素亦有一定作用。浮肿、尿少时可酌情给予利尿剂治疗。

（五）保持气道通畅

原有慢性阻塞性肺病患者，体弱无力咳嗽，易使通气受阻，休克型肺炎则可并发呼吸衰竭、呼吸窘迫综合征，必须保持呼吸道通畅。

（六）对症支持疗法

重症肺炎患者应卧床休息，注意保暖，加强护理，进食易消化或半流质食物。高热者用物理降温或药物降温。

三、护理问题

（一）体温过高
与肺部感染有关。
（二）气体交换受损
与肺部炎症致呼吸面积减少有关。
（三）胸痛
与肺部炎症累及胸膜有关。
（四）潜在并发症
感染性休克。

四、护理措施

（一）一般护理

1. 患者应卧床休息，保持环境安静、阳光充足、空气新鲜，室温为18～20℃，湿度55%～60%，注意保暖，避免受凉。

2. 及时补充营养和水分，提供高热量、高蛋白、高维生素、易消化的流质或半流质饮食，鼓励患者多饮水或选择喜欢的饮料（2～3 L/d）。重症者可遵医嘱静脉补液，心脏病或老年人应注意补液速度，过快易致急性肺水肿。

3. 协助患者取半坐卧位，胸痛时嘱患者取患侧卧位，以增强肺通气量，减轻呼吸困难。

4. 鼓励患者经常漱口，口唇疱疹者局部涂液状石蜡或抗病毒软膏，防止继发感染。

5. 出汗后及时擦干汗液，更换潮湿衣服及被褥。协助患者满足生活需要。

6. 向患者讲解胸痛的病因，鼓励患者讲述疼痛的部位、程度、性质等。

（二）病情观察与护理

1. 严密观察患者体温、脉搏、呼吸、血压等变化。尤其对老年体弱患者，应定时进行检查，这具有重要的临床意义。高热时给予物理降温，在头部、腋下与腹股沟等大血管处放置冰袋，或采用32～36℃的温水擦浴，也可采用30%～50%乙醇擦浴，降温后半小时测体温，注意降温效果并记录于体温单上。寒战时可增加盖被或用热水袋使全身保暖，并饮用热开水。气急、发绀时应予以氧气吸入，同时给予半坐位。如发现患者面色苍白、烦躁不安、四肢厥冷、末梢发绀、脉搏细速、血压下降等，应考虑为休克型肺炎，应及时通知医生，按休克型肺炎进行处理。若发现患者体温下降后又复升，则应考虑是否有并发症出现，应立即通知医生，并协助做必要的处理。

2. 观察患者的咳嗽及咳痰情况，并观察痰的颜色、性状、量、气味，并及时汇报异常改变。患者入院后应迅速留取痰标本送检痰涂片或细菌培养。鼓励患者进行有效的咳痰，如无力咳嗽或痰液黏稠时，应协助患者排痰，采取更换体位、叩背，按医嘱服用祛痰止咳剂，痰液黏稠时给予蒸汽吸入或超声雾化吸入等，以稀释痰液，利于咳出。

3. 观察患者是否有胸痛、腹胀、烦躁不安、谵妄、失眠等症状。胸痛时可让患者向患侧卧位，疼痛剧烈时可用胶布固定，以减少胸廓活动，减轻疼痛，必要时应按医嘱服用止痛片。腹胀时可给予腹部热敷或肛管排气。烦躁不安、失眠时，可按医嘱给予水合氯醛口服或保留灌肠。

五、健康教育

1. 教育群众加强体育锻炼、注意劳逸结合、增加营养、纠正不良的生活习惯，以增强体质。对易感人群如年老体弱者、慢性病患者，可接种流感疫苗、肺炎疫苗等，以预防发病。

2. 对患者及家属进行有关肺炎的知识教育，使其了解肺炎的病因和诱因，避免受凉、淋雨、吸烟、酗酒、过度疲劳等，以预防发生肺炎；指导患者遵医嘱按时用药，勿自行停药或减量；出院后定期随访。

（于红）

第二章 循环系统疾病患者的护理

第一节 急性心力衰竭

急性心力衰竭是指由于急性心脏病变引起的心排血量显著、急骤降低导致组织器官灌注不足和急性淤血综合征。急性右心衰竭，较少见，主要为大块肺梗死引起，详见急性肺源性心脏病节。临床上急性左心衰竭较为常见，是严重的急危重症，严重危害人类的生命健康，抢救是否及时、合理与预后密切相关。近年来因高血压、冠心病等疾病的发病率增高，本病发病率也呈明显上升趋势，故积极防治急性左心衰竭是一个十分重要的课题。

一、护理评估

（一）病因和发病机制

下列各种原因，使心排血量在短时间内急剧下降，甚至丧失排血功能，即引起急性心功能不全。

1. 急性弥漫性心肌损害

如急性广泛性心肌梗死、急性重症心肌炎等，由于功能性心肌数量的锐减，使心肌收缩力明显降低，同时心肌组织由于炎症、水肿、出血和坏死，顺应性显著降低，使右心室排血量急剧减少，导致急性心功能不全。

2. 心脏机械性障碍

左房黏液瘤可引起急性二尖瓣口狭窄，严重阻碍血流通过二尖瓣口，致左房压急剧升高。常见的风湿性二尖瓣狭窄患者，在出现某些诱因时，如情绪激动、劳累、感染（尤其是肺部感染）、妊娠、分娩、输液量过多、心律失常等，右心排血量突然增加，而因二尖瓣狭窄使入左室的血量增加受限，致左房压急剧升高，促进肺水肿的形成。限制型心肌病、缩窄性心包炎、大量心包积液或心包液体不多但积聚迅速致心脏压塞时，均可使心室顺应性降低，心脏舒张功能障碍，严重妨碍心脏舒张期血液充盈，心排血量降低，心肌氧耗量增加。此外，左室心内膜心肌纤维化，左室舒张终末压升高，二尖瓣反流，这些疾患亦常引起严重的肺动脉高压，出现急性左心功能不全。

3. 急性容量负荷过重

如急性心肌梗死、感染性心内膜炎或外伤所致乳头肌功能不全、腱索断裂、瓣膜穿孔、室间隔穿孔和主动脉瘤破裂等。静脉输血或输入含钠液体过快或过多时也可导致急性心功能不全。

（二）临床表现

1. 心衰的诱发因素

妊娠、缺氧、贫血、感染、饮食摄盐过多、水超负荷、甲亢、情绪激动、控制不良的高血压等导致心排血量增加。

2. 症状

急性左心衰竭以急性肺水肿为主要表现，患者表现为突然严重气急，呼吸 30~40 次/分，端坐呼吸，口唇发绀，阵阵咳嗽，吐白色或粉红色泡沫痰，伴烦躁不安、冷汗等。

急性右心衰竭主要表现为低血压、休克、烦躁不安、出冷汗、脉搏细速、尿少（每小时少于 20 mL）、颈静脉怒张、发绀等。

3. 主要体征

（1）急性左心衰竭：心率增快，可闻及奔马律，两肺布满湿啰音和哮鸣音。部分患者出现心源性休克，表现为血压明显下降伴周围组织灌注不足和尿少，有循环淤血和周围血管的收缩。严重心功能不全时可出现心源性昏厥和心搏骤停。

（2）急性右心衰竭：有低血压、休克的体征，此外，肝肿大有压痛，肝颈静脉回流征阳性，右心室扩大，相对性三尖瓣关闭不全，胸骨左缘第 4、5 肋间收缩期杂音，颈静脉搏动征。

（三）实验室及其他检查

1. X 线检查

可见肺门有蝴蝶形大片阴影并向周围扩展，心界扩大，心尖冲动减弱等。

2. 心电图

窦性心动过速或各种心律失常，心肌损害，左房、左室肥大等。

二、治疗要点

急性左心衰竭严重威胁患者生命，一旦确诊应立即予以治疗。缓解缺氧、高度呼吸困难和纠正心力衰竭是急性左心衰竭治疗的关键。

（一）患者取坐位或半卧位

下垂双腿以减少静脉回流，减轻心脏负荷。

（二）高流量给氧

立即鼻导管给氧，每分钟 7 L 左右，严重者可用呼吸机正压给氧使肺泡内压在吸气时增加，气体交换加强，亦可以对抗组织液向肺泡内渗透。

（三）镇静剂

首选吗啡，每次 5 ~ 10 mg，皮下或肌内注射；必要时 15 ~ 30 分钟后重复。对老年、神经不清、休克和已有呼吸抑制者慎用。次选哌替啶，每次 50 ~ 100 mg，皮下或肌内注射，可用于有慢性阻塞性肺病或休克的肺水肿等，以及有颅内病变者。一般镇静药和安定药疗效不如吗啡和哌替啶。

（四）快速利尿

呋塞米 20 ~ 40 mg 或依他尼酸钠 25 ~ 50 mg 静脉注射，可大量快速利尿，减少血容量。呋塞米在利尿发生前即有扩张血管作用，更能迅速见效。但并发于急性心肌梗死的左心衰竭，由于血容量增多不明显，应慎用，以免引起低血压。

（五）血管扩张剂

若经上述治疗心衰未控制，可静脉滴注酚妥拉明、硝酸甘油、硝普钠等（详见慢性心力衰竭）。

（六）氨茶碱

氨茶碱 0.25 g 加入 50% 葡萄糖溶液 20 ~ 40 mL，缓慢静脉注射，可解除支气管痉挛，减轻呼吸困难，此外尚可增强心肌收缩力和扩张周围血管作用。

（七）强心药

如发病 2 周内未用过洋地黄或洋地黄毒苷，1 周内未用过地高辛，可予速效洋地黄制剂，以加强心肌收缩力和减慢心率。此对伴有房性快速性心律失常的急性肺水肿特别有效，但对重度二尖瓣狭窄而伴有窦性心律的急性肺水肿忌用。如发病两周内曾用过洋地黄，则强心药的应用需根据病情，小剂量追加，用法同慢性心力衰竭。

（八）糖皮质激素

地塞米松 10 ~ 20 mg 加入 5% 葡萄糖溶液 500 mL，静脉滴注。皮质激素可扩张外周血管，增加心排血量，解除支气管痉挛，改善通气，促进利尿，降低毛细血管通透性，减少渗出。对急性肺水肿和改善全身情况有一定价值。

（九）氯丙嗪

国外报告氯丙嗪治疗急性左心衰竭有迅速改善临床症状的作用，国内亦有人用小剂量氯丙嗪治疗急性左心衰竭。用法：5～10 mg 肌内注射，仅有左心衰竭者用 5 mg，伴有急性肺水肿者用 10 mg，肌内注射后 5～10 分钟见效，15～30 分钟疗效显著，作用持续 4～6 小时。氯丙嗪扩张静脉作用大于扩张动脉，因此更适合以前负荷增高为主的急性左心衰竭；其镇静作用能很好地解除患者焦虑。

（十）静脉穿刺放血

可用于上述治疗无效的肺水肿患者，尤其是大量快速输液或输血所致的肺水肿，放血 300～500 mL，有一定效果。

（十一）确定并治疗诱因

急性肺水肿常可找到诱因，如急性心肌梗死、快速心律失常及输液过多、过快等。由高血压危象引起者应迅速降压，可用硝普钠。如器质性心脏病伴快速性心律失常对抗心律失常药物无效，而非洋地黄引起，应迅速电击复律。

（十二）基本病因的诊断和治疗

经初步急诊处理后，应及时对基本病因和基础心脏病做出诊断，如重度二尖瓣狭窄、感染性心内膜炎伴瓣膜穿孔及肥厚梗阻性心肌病等，并给予相应的处理。

三、护理问题

（一）活动无耐力

软弱无力、精神恍惚，由于心脏负荷加重、心肌收缩力减弱导致心肌缺氧所致。

（二）心排血量减少

血压降低、脉压小，由于心功能不全所致。

（三）气体交换受损

呼吸困难，由于肺淤血所致。

（四）体液过多

水肿，由于心排血量减少，体循环淤血、水钠潴留引起。

（五）恐惧

担忧、焦虑，意识到自己的生命有危险的结果。

（六）潜在损伤

恶心、食欲差、色觉异常、心律失常、四肢软弱无力，这是因为存在洋地黄和利尿剂的毒性作用等危险因素。

（七）知识缺乏

由于缺乏对低钠饮食重要性的认识和疾病防治的认识，摄取盐过多加重水钠滞留而致水肿。

四、护理措施

（一）一般护理

1. 安置患者于危重监护病房，监测心电、呼吸、血压、尿量等变化，并做详细记录；同时测量脉搏、心率的变化（不能以脉率代替心率）。

2. 立即协助患者取坐位，双腿下垂，以利于呼吸和减少静脉回心血量。

3. 给予高流量（6～8 L/min）经30%～50%乙醇湿化的氧气鼻导管吸入。使用乙醇湿化吸氧可使肺泡内泡沫的表面张力降低而破裂，有利于改善通气。必要时可加压吸氧，以增高肺泡内压力，减少浆液的渗出，但吸氧时间不宜过长，应间歇吸入。如给予机械通气辅助呼吸，采用呼气末正压通气（PEEP）。

4. 宜用低钠、低脂肪、低盐、富含维生素、富于营养易消化的低热量饮食。采用低热量（每日 1 200 ~ 1 500 kcal*）饮食可降低基础代谢率，减轻心脏负荷，但时间不宜过长。低盐饮食可控制水钠潴留，从而减轻心脏负荷，根据水肿程度忌用或少用含钠量高的食物，如发酵面食、点心、咸肉、咸菜、海鱼虾、含钠饮料、调味品和含盐的罐头等。进食量少或利尿明显者可适当放宽钠盐的限制。心衰时因胃肠道淤血、呼吸困难、疲乏、焦虑而影响食欲和消化功能，应给予易消化食物，少食多餐，可减少胃肠消化食物所需的血液供应，使心脏负荷减轻。

5. 因急性心功能不全起病急，患者无思想准备，病情较重，所以患者易出现烦躁、紧张、焦虑、恐惧、失望等心理现象。应加强对患者的心理护理，对患者态度和蔼、诚恳热情，耐心细致地作好思想工作，体贴入微地帮助患者增强信心及配合治疗。

（二）病情观察与护理

1. 观察体温、脉搏、呼吸、血压的变化。注意心力衰竭的早期表现，夜间阵发性呼吸困难是左心衰竭的早期症状，应予警惕。当患者出现血压下降、脉率增快时，应警惕心源性休克的发生，并及时报告医生处理。

2. 观察神志变化。由于心排血量减少，脑供血不足使大脑缺氧及二氧化碳增高，可导致头晕、烦躁、迟钝、嗜睡、晕厥等症状，及时观察以利于医生综合判断及治疗。

3. 观察心率和心律，注意心率快慢、节律规则与否、心音强弱等。有条件时最好能做心电监护并及时记录，以利及时处理。出现以下情况应及时报告医生：①心率 < 40 次/分或 > 130 次/分；②心律不规则；③心率突然加倍或减半；④患者有心悸或心前区痛的病史而突然心率加快。

4. 注意判断治疗有效的指标，如自觉气急、心悸等症状改

---

* 1 kcal = 4.186 kJ。

善，情绪安定，发绀减轻，尿量增加，水肿消退，心率减慢，原有的期前收缩减少或消失，血压稳定。

5. 注意观察药物治疗的效果及不良反应，如使用洋地黄类药物时，应注意观察患者心率、心律的变化，观察药物的毒性反应，并协助医生处理药物的毒副反应。此外，迅速建立良好的静脉通道，以保证药物的顺利应用，严格控制静脉输液速度。做好各种记录，发现异常及时报告医生，配合处理。备好一切抢救药品、器械。洋地黄制剂毒性反应的处理：①立即停用洋地黄类药物，轻度毒性反应如胃肠道、神经系统和视觉症状，一度房室传导阻滞，窦性心动过缓及偶发室性早搏等心律失常表现，停药后可自行缓解。中毒症状消失的时间，地高辛为 24 小时内，洋地黄毒苷需 7~10 天。②酌情补钾，钾盐对治疗由洋地黄毒性反应引起的各种房性快速心律失常和室性早搏有效，肾功能衰竭和高血钾患者忌用。③苯妥英钠：是治疗洋地黄中毒引起的各种期前收缩和快速心律失常最安全有效的常用药物，但有抑制呼吸和引起短暂低血压等不良反应，应注意观察。

五、健康教育

1. 向患者及家属介绍急性心力衰竭的诱因，积极治疗原有心脏疾病。急性肺水肿发作过后，如原发病因得以去除，患者可完全恢复；若原发病因继续存在，患者可有一段稳定时间，待有诱因时又可再发心功能不全症状。

2. 嘱患者在静脉输液前主动告诉护士有心脏病史，便于护士在输液时控制输液量及速度。

（尉利苹　栾梅桦　龙晓燕）

第二节　心律失常

心脏冲动的起源、频率、节律、传导速度和传导顺序等异常称心律失常。心脏听诊、常规心电图、运动心电图、动态心电图、心电向量图、经食管心电生理检查、体表电位标测图、希氏束电图、窦房结电图、体表信号平均心电图、心内电生理检查、心肌单相动作电位记录技术、三维低磁导管标测系统和心律失常药物诊断试验（如阿托品试验、异丙肾上腺素试验）等是诊断心律失常的方法。

一、护理评估

（一）病因

心律失常的主要病因包括：①各种原因的器质性心脏病，如冠心病、风湿性心瓣膜病、心肌病，尤其是发生心力衰竭、心肌梗死和心肌炎时；②内分泌代谢病与电解质紊乱，以甲状腺功能亢进、血钾过高或缺乏多见；③药物的毒性作用，如洋地黄、胺碘酮等抗心律失常药物及咪康唑等；④房室旁道引起的预激综合征；⑤心脏手术或诊断性操作；⑥其他，如脑血管病、感染、自主神经功能紊乱等。心律失常也可发生于无明显心脏疾患和健康者，原因常不完全明确。

（二）临床表现

1. 病史

详尽的病史常能提供对诊断有用的线索，如：①心律失常的存在及其类型；②心律失常的诱发因素；③心律失常发作的频率与起止方式；④心律失常对患者造成的影响等。体格检查应包括心脏视、触、叩、听的全面检查，部分心律失常依靠心脏的某些体征即能基本确诊，如心房颤动（简称房颤）等。

2. 症状

（1）心血管表现：轻者如偶发房性早搏（简称房早）、窦性心律不齐、窦性心动过速、游走性节律等，一般不出现明显临床症状。当合并严重心脏病或出现室上性心动过速（简称室上速）、房颤、室性心动过速（简称室速）、房室传导阻滞、病窦综合征以及心室颤动（简称室颤）等，则可出现乏力、胸闷、心悸、气短、心绞痛、头晕、各型心律失常、血压下降、休克、心衰以及心脏停搏等。

（2）脑供血不足的表现：头痛、头晕、性格改变、记忆力丧失、视物模糊、晕厥、昏迷、抽搐、短暂性脑缺血发作或不同程度瘫痪。一般脑缺血发作时间从数分钟至数小时迅速消失，严重心动过缓或心脏停搏，可导致急性心源性脑缺氧而产生晕厥、抽搐和昏迷，称急性心源性脑缺血综合征（阿—斯综合征）。

（3）肾缺血：可导致肾功能减退，出现间歇性尿少，或尿多及夜尿增多，尿常规提示大量蛋白、红细胞、管型、尿比重低。

3. 体征

（1）第一心音改变：第一心音亢进，可见于结性心律、预激综合征。第一心音减弱，可见于不完全性房室传导阻滞。第一心音强弱不一，可为心房颤动、室速、完全性房室传导阻滞。

（2）第二心音分裂：右束支传导阻滞常出现顺分裂，左束支传导阻滞可出现逆分裂。

（3）期前收缩心音：房早、期前收缩较长、代偿间歇多不完全，第一心音较响，室早可甚短。

（4）心律规则：常见一度房室传导阻滞、束支传导阻滞、房室交界区节律。心率快而规则常见室上速、部分室速。心率慢而规则见于窦性心动过缓、三度房室传导阻滞。心律不规则常见于窦性心律不齐、各种期前收缩、二度房室传导阻滞、心房颤动、心室颤动等。

望诊可见心前搏动明显，见于第一心音亢进者，颈静脉搏动明显，于心房扑动、结性心律、完全房室传导阻滞出现大泡波。

心率慢、血压正常，可见窦性心动过缓；心率慢、血压高低不一样，可为完全性房室传导阻滞，心率快而血压低，可为阵发性室上性心动过速、心房颤动、室性心动过速、心室颤动等。

（三）实验室及其他检查

1. 心电图检查

为临床诊断心律失常最重要的方法。心律失常发作时描记心电图不但可以确定心律失常的存在，而且可确定心律失常的类型。

动态心电图（Holter 监测）是诊断心律失常的重要手段。常用的方法是给患者佩戴慢转速的磁带盒，以 1～2 个双极胸前导联连续记录 24 小时心电图（动态心电图），然后在荧光屏上快速播放并选段记录，从中发现心律失常和 ST-T 改变等，其出现时间可与患者的活动及症状相对照，有利于进行分析和诊断。动态心电图通过 24 小时连续心电图记录能观察到心律失常的发作、自主神经系统对自发心律失常的影响，自觉症状与心律失常的关系，并评价治疗效果。

2. 运动试验

患者在运动时出现心悸等症状，可做运动试验协助诊断。但应注意，正常人进行运动试验，亦可发生室性期前收缩。运动试验诊断心律失常的敏感性不如动态心电图。

3. 食管心电图

食管心电图由于探查电极靠近心房或心室，可明确与房室电活动的关系，有助于鉴别心动过速的类型。

4. 有创性电生理检查

有创性电生理检查能协助判明快速性和缓慢性心律失常的性质，为治疗提供指导。

二、治疗要点

心律失常治疗时，力争达到制止发作、减少或杜绝再发、维持疗效的目的。

1. 病因治疗

控制病因和消除诱发因素是治疗心律失常的重要措施。如心肌炎症、心肌缺血的治疗，甲状腺功能亢进的控制，电解质紊乱的纠正等。避免紧张、劳累、情绪激动、过度吸烟、饮酒、饮浓茶、饮咖啡等，可以防止某些心律失常的发生。

2. 心律失常发作期治疗

根据心律失常的类型及其对血流动力学的影响，可选用相应的治疗措施。缓慢型心律失常伴阿—斯综合征者应从静脉给予提高和维持心率的药物，无效时应进行心脏起搏治疗。快速型室上性心律失常（如阵发性室上性心动过速、心房扑动或颤动），可采用刺激迷走神经或药物控制心室率或转复为窦性心律；室性心动过速应及时选用药物或同步直流电复律以中止发作。期前收缩是最常见的心律失常，通常对血流动力学影响不重，在去除病因和诱因的同时，可选用相应的抗心律失常药物口服治疗。

3. 预防心律失常的复发

对一些病因暂时难以消除的心律失常，需采取适当的方法来预防复发或根治。如慢性三度房室传导阻滞和病窦综合征经药物治疗无效时，应安置永久心脏起搏器治疗；反复发作的快速性心律失常可采用导管射频消融治疗；对猝死高危患者可置入自动复律—除颤—起搏器。需要长期口服抗心律失常药物的患者，应选用疗效肯定而毒副作用相对较轻的药物，必要时进行临床电生理测定或进行药物浓度监测，以协助选择可靠的抗心律失常药物。

三、护理问题

（一）活动无耐力

与心律失常致心排血量减少、组织缺血缺氧有关。

（二）焦虑/恐惧

与心律失常反复发作、对治疗缺乏信心有关。

（三）知识缺乏

缺乏信息或信息有误，与缺乏指导有关。

（四）潜在并发症

猝死、心排血量减少。

四、护理措施

（一）一般护理

1. 休息

偶发、无器质性心脏病的心律失常患者，不需卧床休息，注意劳逸结合；对有血流动力学改变的轻度心律失常患者应适当休息，避免劳累；严重心律失常者应卧床休息，直至病情好转后再逐渐起床活动。

2. 饮食

饱食、饮刺激性饮料（如浓茶、咖啡等）、吸烟和酗酒均可诱发心律失常，应予避免。指导患者少量多餐，选择清淡、易消化、低脂和富于营养的饮食。心功能不全的患者应限制钠盐摄入，对服用利尿剂者应鼓励多进食富含钾盐的食物，如橘子、香蕉等，避免出现低钾血症而诱发心律失常。

3. 心理护理

针对患者和家属的心理问题，向患者做解释工作，为患者安排安静、舒适的环境，避免不良刺激，使患者心情愉快，消除其思想顾虑和悲观情绪，取得理解和合作。功能性心律失常者，经过休息、精神安慰和消除各种诱因可取得显效，必要时可酌情使用镇静剂。

（二）病情观察与护理

1. 询问心律失常患者有哪些不适，如心悸、乏力、胸闷、头晕、晕厥等，并了解症状持续时间及严重程度，犯病前有无诱因，如过度紧张、劳累，或生气、着急等，犯病时及犯病后对日常生活是否有影响。

2. 定期测量心率和脉率，学会判断是否存在心动过速、心动过缓、期前收缩、房颤等心律不齐。患者存在房颤时护理人员应注意要两位护士同时测量心率和脉率，以观察脉搏短绌情况。如脉搏短绌次数逐渐减少，说明病情好转，或使用洋地黄维持量较合适。此外，还要观察神志状态、血压、呼吸频率。

3. 心电图检查是判断心律失常类型及鉴别心律失常病情变化的最主要手段，护士应学会使用心电图机，当患者突然发作心律失常时，应会及时描记心电图，并在心电图记录单标明日期和时间。

4. 进行连续心电监测的患者，注意观察是否出现心律失常及其类型、发作次数、持续时间、治疗效果等。当患者出现频发、多源室性早搏、Ron-T现象、阵发性室性心动过速、二度Ⅱ型及三度房室传导阻滞时，应及时通知医生。心电监测连续时间过长，电极贴敷处会损伤患者皮肤，故应每24小时用温水擦拭电极处皮肤，若皮肤发红、发痒，应更换贴敷部位。

五、健康教育

1. 避免诱发因素

避免情绪紧张、过度劳累、急性感染、受凉、寒冷、刺激性食物、吸烟、饮酒、饮浓茶和咖啡等心律失常诱发因素。

2. 自我监测

教会患者自测脉搏，每天早、晚和出现不适时测量脉搏，做好记录。

3. 遵医嘱用药

坚持服药，不得随意增减药物或中断治疗。

4. 掌握应急措施

指导患者或家属如何应急处理心律失常发作，如何及时诊治，如何进行心肺复苏等。

5. 指导及时诊治、复查

（1）告知患者或家属，出现下列情况要及时就诊：脉搏少于 60 次/分，并有头晕、目眩感；脉搏超过 100 次/分，休息及放松后仍不减慢；脉搏节律不齐，有漏搏或期前收缩 5 次/分以上；患者平素脉搏整齐，现出现节律不整；应用抗心律失常药物后出现不良反应等。

（2）定期复查心电图，随时调整治疗方案。

6. 注意安全

安装人工心脏起搏器患者应随身携带诊断卡和异丙肾上腺素、阿托品。

（尉利苹 栾梅桦 龙晓燕）

第三章　消化系统疾病患者的护理

第一节　消化性溃疡

消化性溃疡（PU）是消化系统常见的慢性病之一，其发病与胃酸、胃蛋白酶的消化作用关系密切。PU可见于酸性胃液接触的任何部位，如食管、胃及十二指肠，也可见于胃肠吻合术后吻合口附近肠襻及含有异位胃黏膜的憩室（如十二指肠憩室、Meckel憩室等）内，其中以胃及十二指肠部位最常见。

一、护理评估

（一）病因和发病机制

消化性溃疡的病因和发病机制迄今尚未完全明确。目前认为，溃疡的形成是由于胃、十二指肠黏膜的保护因素和损害因素之间的关系失调所致。

食物的化学性和机械性刺激、胃酸和胃蛋白酶的消化作用等，是对胃黏膜的潜在性损害因素。但因机体具有一系列的保护性机能，如胃黏液、胃黏膜屏障，黏膜细胞的更新高度旺盛，胃肠壁有丰富的血供，碱性十二指肠液中和胃酸的作用，肠抑胃素和其他胃肠激素，以及胃、十二指肠正常的节律性运动等。所以在正常生理情况下，胃、十二指肠不会发生溃疡。如果一旦损害因素增加，或保护因素削弱时，就会导致胃、十二指肠溃疡形成。

上述有关因素，黏膜的损害与保护的关系失调为本病的发病基础。胃溃疡的发生着重于保护因素的削弱，表现为胃黏膜屏障的破坏，胃幽门运动功能失调与十二指肠液反流对胃黏膜抵抗损害能力的削弱等。十二指肠溃疡的发病则着重于损害因素的增强，表现为壁细胞总数的增大，神经内分泌功能紊乱所致的胃酸分泌增加，幽门螺杆菌（Hp）感染等。

（二）临床表现

临床表现不一，少数患者可无症状，或以出血、穿孔等并发症作为首发症状。多数消化性溃疡有慢性过程、周期性发作和节律性疼痛的特点。其发作常与不良精神刺激、情绪波动、饮食失调等有关。

1. 症状

1）上腹部疼痛：上腹部疼痛是消化性溃疡最为主要的症状，发作常与精神刺激、饮食失调、过度疲劳、季节变化和刺激性药物等有关。

（1）疼痛性质：以饥饿样不适和烧灼痛为多见，亦可为钝痛、刺痛、胀痛或隐痛。

（2）疼痛部位：常位于上腹部剑突下，稍偏左和偏右。后壁穿透性溃疡的疼痛可放射至背部第 7～12 胸椎区或可同时伴有前胸骨旁疼痛。

（3）疼痛的节律：胃溃疡的疼痛多发于餐后 0.5～1 小时，持续 1～2 小时自行消失，其规律为：进餐—疼痛—舒适。十二指肠球部溃疡的疼痛多发于餐后 2～4 小时，进餐或服用碱性抗酸药可缓解，其规律为进餐—舒适—疼痛。夜间痛是十二指肠球部溃疡的另一特点。

2）消化系统其他症状：常有泛酸、嗳气、流涎、恶心、呕吐等可单独或伴同疼痛出现。泛酸和流涎是贲门松弛和迷走神经兴奋的表现。恶心、呕吐多反映溃疡具有较高的活动程度，大量呕吐宿食，提示幽门梗阻。

3）全身性症状：患者可有失眠等神经症的表现和缓脉、多汗等自主神经功能不平衡的症状。疼痛较剧而影响进食者可有消瘦及贫血。

2. 体征

发作期间，可有上腹压痛。胃溃疡之压痛点多稍偏左；十二指肠溃疡或幽门溃疡则略偏右。后壁溃疡，尤其是后壁穿透性溃疡，在背部也可有压痛点，位于第 7 ~ 12 胸椎旁（多数局限于第 10 ~ 12 胸椎旁）。缓解期一般无明显体征。

（三）实验室及其他检查

1. 内镜检查

内镜检查是诊断消化性溃疡的重要方法，内镜窥视结合活检可确定溃疡的部位、形态、大小、数目及判断良恶性。

2. X 线检查

溃疡的 X 线直接征象为龛影，胃小弯溃疡常可显示腔外龛影，十二指肠溃疡则龛影不易显示，常表现为球部变形、激惹和压痛，但球部炎症及溃疡愈合也可有此征象。应用气钡双重造影，阳性率可达 80%。

3. 胃液分析

十二指肠球部溃疡患者基础胃酸分泌量测定（BAO）、最大胃酸分泌量测定（MAO）多数增加，而胃溃疡则大多正常或偏低。

4. 粪便隐血检查

经食 3 天素食后，如粪便隐血试验阳性，提示溃疡有活动性，经正规治疗后，多在 1 ~ 2 周转阴。

5. 幽门螺杆菌检查

胃镜检查时取活检组织以检测幽门螺杆菌之有无。

二、治疗要点

本病治疗原则是消除病因、控制症状、愈合溃疡、预防复发和避免并发症。

（一）降低对黏膜的损害

1. H_2 受体拮抗剂

能阻止组胺与 H_2 受体结合，减少胃酸分泌。常用药物有西咪替丁、雷尼替丁、法莫替丁。

2. 质子泵抑制剂

可减少胃酸分泌，常用奥美拉唑（商品名洛赛克）。

3. 制酸剂

常用氢氧化铝或氧化镁。

（二）增强黏膜抵抗能力

枸橼酸铋钾，具有保护黏膜及杀灭幽门螺杆菌作用，促进上皮修复的作用，也可应用硫糖铝或甘珀酸（生胃酮）。

（三）抗菌治疗

目前主张应用对幽门螺杆菌有效的抗生素药物、抑制胃酸分泌药物、保护胃黏膜药物三联疗法，如枸橼酸铋钾、阿莫西林及甲硝唑三种药物联合应用，可有效根治幽门螺杆菌感染。

（四）手术治疗

对合并消化道大量出血内科治疗无效、急性穿孔、瘢痕性幽门梗阻以及胃溃疡疑有癌变者可实施外科手术治疗。

三、护理问题

（一）疼痛

与消化性溃疡胃酸对溃疡面的刺激有关。

（二）营养失调：低于机体需要量

与疼痛、恶心、呕吐引起摄入量减少，消化吸收障碍有关。

（三）知识缺乏

缺乏溃疡病防治知识，缺乏有关胃镜检查的知识。

（四）潜在并发症

上消化道出血/再出血。

四、护理措施

（一）一般护理

1. 饮食护理

定时进餐、少量多餐，使胃内经常保持食物存在，起到稀释胃液、中和胃酸的作用，避免粗糙、酸辣等刺激性食物，有利于溃疡的愈合。有营养不良患者宜进富有营养又易消化的食物，鼓励患者及家属参与饮食计划的讨论和制订。

2. 休息

嘱溃疡有活动，大便隐血试验阳性患者卧床休息。一般溃疡患者要求避免过度疲劳，注意劳逸结合及生活规律。

（二）病情观察与护理

1. 注意观察疼痛的部位、时间、性质及与饮食、药物的关系

如上腹部出现难以忍受的剧痛，继而全腹痛，伴恶心呕吐、面色苍白、血压下降、出冷汗等休克表现，检查腹部发现腹肌紧张，全腹有压痛、反跳痛，肝浊音界缩小或消失，应考虑是否有溃疡病穿孔，并及时通知医生，禁食、迅速备血、输液及做好术前准备，及时插胃管行胃肠减压，抽取胃内容物，以防止腹腔继续污染，争取穿孔后 12 小时内紧急手术。若疼痛的节律性出现改变，服制酸剂治疗无效，同时伴食欲缺乏，应考虑有癌变之可能，应报告医生，并协助进一步检查，以明确诊断，及早进行治疗。

2. 注意观察呕吐物的量、性质及气味

如吐出隔日或隔餐食物，量多，伴有酸臭气味，吐后症状缓解，检查上腹部常见到胃蠕动波、振水音，则应考虑有幽门梗阻的可能。轻度患者可给予流质饮食，准确记录液体出入量，定时复查血液电解质。重度患者应禁食，补充液体，注意水、电解质酸碱平衡，若经内科治疗病情未见改善，则可能因溃疡周围结缔组织增生形成瘢痕、痉挛收缩而造成幽门梗阻，应做好术前准备，进行外科手术治疗。

3. 观察大便的颜色、量

溃疡病并发出血可有黑便，应注意观察大便的颜色、量，并注意是否有头晕、恶心、口渴、上腹部不适等呕血先兆症状。如发现异常，须及时报告医生并协助处理。

4. 注意观察药物治疗的效果及不良反应

备好止血药物及有关抢救器械，并熟练掌握药物性能及操作规程与方法。

五、健康教育

1. 指导患者调整工作和生活方式，改善人际关系，减少人际冲突，消除不良的心理社会因素。

2. 克服依赖心理，改善情绪反应，调整行为方式及性格特征，促使患者向健康角色行为转换。同时，提倡向家属及患者同时开展有关病情的心理咨询。

3. 指导患者有规律地进餐和合理的营养，减少机械性和化学性刺激对胃黏膜的损害。咖啡、浓茶、油煎食物及过冷过热、辛辣等食物均可刺激胃酸分泌增加，应避免食用。

4. 吸烟可削弱十二指肠液中和胃酸的能力并能引起十二指肠液反流入胃，可使溃疡恶化或延迟溃疡愈合；酒精也可破坏胃黏膜屏障而加重症状，影响溃疡愈合。因此应向患者进行戒烟酒的健康教育，与患者共同制订戒烟计划，并争取家庭的重视和支持。

（刘美丽　尉利苹　薛红芹）

第二节　肝硬化

肝硬化是一种常见的由不同病因引起的慢性、进行性、弥漫性肝病，是在肝细胞广泛变性和坏死基础上产生肝脏组织弥漫性纤维化，并形成再生结节和假小叶，导致正常肝小叶结构和血管解剖的破坏。病变逐渐进展，晚期出现肝功能衰竭、门静脉高压和多种并发症，是严重和不可逆的肝脏疾病。在我国，肝硬化是消化系统常见病，年发病率 17/10 万，主要累及 20～50 岁男性，出现并发症时死亡率高。

一、护理评估

（一）病因和发病机制

引起肝硬化的病因很多，在我国以病毒性肝炎为主，国外以酒精中毒多见。

1. 病毒性肝炎

主要为乙型、丙型或乙型加丁型重叠感染，一般病程较长，从疾病开始至肝硬化的病程可短至数月，长至数十年，称肝炎后肝硬化。

2. 酒精中毒

长期大量饮酒（每日摄入酒精 80 g，10 年以上），酒精的中间代谢产物（乙醛）对肝有直接损害作用，造成脂肪肝、酒精性肝炎，继而发展为肝硬化。

3. 血吸虫病

长期或反复感染血吸虫病者，因血吸虫卵主要沉积在肝门管区，虫卵及其毒性产物的刺激引起大量结缔组织增生，导致血吸虫病性肝纤维化。

4. 胆汁淤积

高浓度的胆汁酸及胆红素的毒性对肝细胞有损害作用，可导致肝细胞羽毛样变性、坏死，久之则发展为胆汁性肝硬化。

5. 循环障碍

慢性充血性心力衰竭，缩窄性心包膜炎，肝静脉或下腔静脉阻塞，可致肝细胞长期淤血缺氧、坏死和结缔组织增生，最终变成淤血性（心源性）肝硬化。

6. 工业毒物或药物

长期接触化学毒物如四氯化碳、磷、砷等或服用甲基多巴、双醋酚丁、四环素等可引起中毒性肝炎，最终演变为肝硬化。

7. 代谢紊乱

多为遗传或先天性酶缺陷，致其代谢产物沉积于肝，导致肝细胞变性、坏死，结缔组织增生而发展成肝硬化。

8. 营养障碍

慢性炎症性肝病，长期食物中缺乏蛋白质、维生素、抗脂肪肝因子等物质，可引起吸收不良和营养失调，肝细胞脂肪变性和坏死，以及降低肝对其他致病因素的抵抗力。

9. 原因不明

目前尚未能查明病因的肝硬化称隐源性肝硬化，其中部分与无黄疸型病毒肝炎、丙型肝炎有关。

（二）临床表现

肝硬化的起病经过极为缓慢，早期阶段因肝脏代偿功能良好，如病情不发展，症状多不明显，或呈现非特异性的全身症状及消化道症状。后期阶段则因肝功能代偿不全而呈现以肝功能减退和门静脉高压所致的两大类症状为主的临床表现。

1. 代偿期

患者易疲乏、食欲缺乏、性欲降低，可伴有腹胀、恶心、上腹隐痛、轻微腹泻等，也有不少人无症状。

2. 失代偿期

症状显著，表现为肝功能减退、门静脉高压和全身多系统症状。

1）肝功能减退的临床表现

（1）全身症状：面色晦暗、精神不振、消瘦乏力、皮肤干燥、低热、浮肿。

（2）消化道症状：上腹饱胀不适、恶心、呕吐、腹泻、腹胀、黄疸等。

（3）出血倾向和贫血：常有鼻出血、牙龈出血、皮肤紫癜、胃肠出血倾向及不同程度的贫血。

（4）内分泌紊乱：男性患者性欲减退、睾丸萎缩、毛发脱落及乳房发育；女性患者月经失调、闭经、不孕。患者面、颈、上胸、肩背处出现蜘蛛痣，肝掌。

2）门静脉高压

（1）腹水：这是肝硬化最突出的临床表现。

（2）侧支循环建立和开放：食管静脉曲张易致上消化道大出血；腹壁静脉曲张在脐周和腹壁可见迂曲的静脉；痔静脉曲张易形成痔核。

（3）脾肿大：晚期脾功能亢进而呈全血细胞减少。

3）肝触诊：质地坚硬，早期表面光滑，晚期可触及结节或颗粒状，常无压痛。

（三）实验室及其他检查

1. 血常规

脾功能亢进时，白细胞及血小板减少。

2. 尿常规

肾小管中毒时可出现血尿、蛋白尿及管型尿等。黄疸患者尿中可出现胆红素、尿胆原增加。

3. 肝功能检查

失代偿期白蛋白与球蛋白的比例值降低或倒置。以 SGPT 活力升高较显著；肝细胞严重坏死时，则 SGOT 活力常高于 SGPT；单胺氧化酶的活力往往升高。

4. 免疫学检查

血清 IgG、IgA、IgM 均可增高，一般以 IgG 增高最为显著。HBsAg 可呈阳性。

5. 凝血酶原时间

代偿期正常，失代偿期则呈不同程度延长。

6. 甲胎蛋白（AFP）

肝硬化时血中 AFP 也可增高，在活动性肝硬化时增高尤为显著。

7. 腹水检查

腹水检查呈淡黄色漏出液。

8. B 超检查

B 超检查显示脾静脉和门静脉增宽，有助于诊断，有腹水时可呈液性暗区。

9. 食管 X 线钡餐检查

食管静脉曲张时，食管 X 线钡餐可见虫蚀样或蚯蚓样充盈缺损，纵行黏膜皱襞增宽。胃底静脉曲张时，可见菊花样充盈缺损。

10. 放射性核素检查

放射性核素检查可见肝脏摄取核素减少及分布不规则，脾脏摄取增加。

11. 内镜检查

内镜检查可直接观察静脉曲张的部位和程度，有助于上消化道出血病因诊断并进行止血治疗。

12. 肝穿刺活组织检查

肝穿刺活组织检查若见假小叶形成，可确诊为肝硬化。

13. 腹腔镜检查

腹腔镜检查可直接观察肝脏情况，有助于病因诊断且在腹腔镜直视下取活检做病理检查，诊断准确性高。

二、治疗要点

目前尚无特效治疗方法，应重视早期诊断，加强病因及一般治疗，以缓解病情，延长代偿期和保持劳动力。肝硬化代偿期患者诊断确定后，注意劳逸结合，不宜滥用护肝药物，可服用抗纤维化的药物（如秋水仙碱）及中药，避免应用对肝脏有损害的药物。

失代偿期主要是对症治疗、改善肝功能和处理并发症，有手术适应证者慎重选择进行手术治疗时机。

（一）腹水治疗

1. 限制水、钠摄入

每日补液量限制在 1 000 mL 以下，钠限制在 20 mmol/L 以下为宜。

2. 增加水、钠排出

主要用利尿、导泻药和腹腔穿刺放腹水等。

3. 提高血浆胶体渗透压

静脉输注冻干血浆、鲜血或白蛋白等，可改善肝功能，使腹水消退。

4. 自身腹水浓缩回输

自身腹水浓缩回输可以改善腹胀，提高血浆蛋白浓度。

5. 腹腔—颈静脉引流

腹腔—颈静脉引流可消除腹水，对防治肝肾综合征有效。

6. 减少肝淋巴液漏出

采取胸导管—颈内静脉吻合术，减少某些难治性腹水。

（二）手术治疗

各种分流、断流术和脾切除术等，可降低门脉系统压力和消除脾功能亢进。肝移植手术是治疗晚期肝硬化的新方法。

（三）并发症的治疗

1. 上消化道大出血

急救措施包括禁食、加强护理、保持安静、补充血容量以及治疗出血性休克等，药物止血常规应用垂体后叶素以及 H_2 受体阻滞剂——西咪替丁等静脉滴注。局部出血用凝血酶。近年来应用巴曲酶（立止血）、奥曲肽（善得定）静脉滴注均取得了较好的止血效果。通过食管纤维内镜激光束止血、药物喷洒以及将硬化剂直接注入曲张静脉的方法也可试用。经研究发现钙拮抗剂有一定的抗纤维化作用，用汉防己甲素片等药物通过其抗炎、钙通道阻滞、消除自由基及抑制贮脂细胞增殖与转化而达到抑制纤维沉积作用，从而减少肝硬化的形成，防止上消化道出血的发生。

2. 自发性腹膜炎

自发性腹膜炎是肝硬化的严重并发症。治疗时要加强支持疗法，选择足量抗生素，用药时间常在 2~4 周，同时可腹腔注射抗生素等。

3. 肝性脑病的治疗

肝硬化患者凡出现性格改变等精神症状时，应及时采取抗昏迷的措施。

4. 功能性肾衰

避免使用损害肾功能的药物如庆大霉素、卡那霉素等；严格控制输液量，及时纠正电解质紊乱和酸碱失衡；输注血浆、白蛋白以及腹水回输等提高血容量、改善肾血流，在扩容的基础上应用利尿剂。

三、护理问题

（一）舒适的改变

腹胀、肝区疼痛，与门静脉高压腹水有关。

（二）营养失调

低于机体需要量，与门静脉高压胃肠道淤血、消化吸收障碍有关。

（三）活动无耐力

疲乏无力，与肝功能减退有关。

（四）体液过多

腹水，与门静脉高压低蛋白血症有关。

（五）焦虑

焦虑，与病程长、预后差有关。

（六）医护合作性问题

潜在并发症：上消化道出血，肝性脑病，感染，肝肾综合征，原发性腹膜炎。

四、护理措施

（一）一般护理

1. 保持病房安静整洁，空气新鲜

随着气候的变化，要及时使用降温和取暖设备，同时还应注意保持室内一定的湿度。

2. 大量腹水患者应给予半卧位

使横膈下降，增加肺活量，减轻呼吸困难。待病情稳定后，可适当进行轻微体育活动，如打太极拳等。

3. 饮食调理

根据病情给予低盐或无盐饮食，少量多餐，多吃蔬菜、豆腐、瘦肉、鸡蛋等富于营养的食物。

腹水严重、尿量特别少时，应限制饮水量，每日饮水量应保持在前一天尿量加 500 mL 左右，总热量应限制在 2 500 ~ 3 000 kcal，可食乌鱼、鲤鱼、鲫鱼、赤小豆汤等健脾利水之物。用利尿剂大量利尿时，可食荔枝、柑橘或橘汁等。

4. 预防压疮等

保持床铺干燥平整，臀部、阴囊、足部水肿可用棉垫托起。

由于肝硬化患者营养障碍，白细胞减少，机体抵抗力低下，因此需加强皮肤及口腔护理，以预防压疮及继发感染。当出现黄疸、皮肤瘙痒时，可用温水擦洗皮肤。

5. 加强心理护理

肝硬化是慢性病，而症状不易改善，预后差，患者及家属易产生悲观情绪，护理人员应理解和同情患者和家属，给予关心、耐心解释，并介绍自我保护方法，通过护理措施以调节患者情绪。积极的情绪可以加强机体的应激能力，提高治疗效果。

（二）病情观察与护理

1. 观察体温、脉搏、呼吸、血压等变化

随时注意呕吐物和粪便的颜色、性质和量，有无出血倾向，如鼻、牙龈、胃肠出血等；如发现患者嗜睡、表情淡漠、烦躁不安、幻觉、谵语、扑翼样震颤等表现，应及时通知医生，应用肾上腺皮质激素治疗时，需观察对缓解临床症状如发热、黄疸、出血倾向、胃肠道症状的效果。长期应用时还应注意患者有无血压升高、钠和水潴留、低血钾等副作用。

2. 随时备好抢救物品

如双气囊三腔管、止血药、升压药、输血器等，遇有上消化道出血，协助医生进行抢救；做好腹腔镜直视行肝穿刺活组织检查或腹腔穿刺放液术前物品准备，穿刺过程应严密观察患者脉搏、呼吸、血压的变化；并采取标本及时送检；应用利尿剂如螺内酯（安体舒通）、氨苯蝶啶、氢氯噻嗪（双氢克尿噻）、呋塞米（速尿）等；需观察利尿效果和副作用。系排钾利尿剂需同时补充钾盐，如氯化钾等。

3. 注意观察腹水情况

按医嘱给予利尿剂，一般采用联合、间歇、交替使用的原则。利尿的效果最好是能使体重缓慢持久地下降，以每周体重下降不超过 2 kg 为宜，因过快或过强的利尿，可使有效血容量和大量电解质丢失而诱发肾功能衰竭、电解质紊乱和肝性脑病，所以在使用利尿剂时要记录尿量、量腹围、测体重，要严密观察水、电解质及酸碱平衡情况。必要时测定肾功能。若出现肝昏迷前期症状时，应及早停用利尿剂。有消化道出血、呕吐及腹泻等症状的患者，均不宜使用利尿剂，以免加重水、电解质紊乱，诱发肝性脑病及功能性肾衰等。

4. 抽放腹水时，要注意观察腹水的量、颜色、性质，密切观察放腹水后的病情变化

一次放液量以不超过 5 000 mL 为宜，同时输注白蛋白 40 g/d。以免因腹内压力突然下降，导致内脏血管扩张引起休克。

5. 腹水超滤和回输术前护士应协助做有关检测

记录 24 小时尿量、量腹围、测体重、测血压等，术后每天量腹围、测体重、记尿量，宜进低钠、易消化、高热量饮食，卧床休息 24 小时以防会阴或阴囊水肿。腹部用腹带包扎以升高腹内压，送检原腹水及浓缩腹水，必要时做腹水培养。回输腹水后 12 小时内严密观察有无并发症产生，如神志的改变、消化道出血、肺水肿、穿刺伤口腹水外漏等。

五、健康教育

积极防治病毒性肝炎和血吸虫病，是预防肝硬化的重要途径。肝硬化患者应安心休养，消除顾虑，注意生活的调养，避免劳累及各种精神因素的刺激。饮食应多样化，经常吃营养丰富的高蛋白食物，及含有丰富的维生素的新鲜蔬菜和水果，适当摄入脂肪。如出现肝功能显著减退时或肝昏迷时要严格限制蛋白摄入量。有腹水时应无盐饮食。此外，禁止饮酒，禁用对肝脏有害药物，不要滥用药，尽量不吃粗糙有渣或硬性食物。病情有变化时要及时送往医院进行治疗，切不可在家随意对症治疗或乱投医试药，使病情恶化。

（刘美丽　尉利苹　薛红芹）

第四章　泌尿系统疾病患者的护理

第一节　急性肾小球肾炎

急性肾小球肾炎是由于某些微生物引起机体免疫反应而导致两侧肾脏弥漫性的炎症反应。其基本的发病机制系循环免疫复合体、原位免疫复合体形成或肾基底膜抗体的免疫反应所致。其主要病理改变为肾小球内皮和系膜细胞弥漫性增生，重者可有渗出和肾小球毛细血管样坏死。临床主要表现为起病急骤、病程短、蛋白尿、血尿、尿少、水肿、高血压、短暂肾功能损害和全身症状等。治疗上以控制感染、休息和对症处理为主。急性肾小球肾炎是可以治愈的疾病。多数病例自然痊愈，部分病例病程迁延或转为慢性肾炎，少数可死于高血压脑病、充血性心力衰竭和肾功能衰竭等严重并发症。恢复期保护肾脏甚为重要。

一、护理评估

（一）病因和发病机制

急性链球菌感染后肾小球肾炎（PSGN12）多为 β 溶血性链球菌"致肾炎菌株"（常为 A 组链球菌中的Ⅻ型）感染后所致。常在上呼吸道感染、皮肤感染、猩红热等链球菌感染后发生。易感人群为酗酒者、药瘾者、先天性心脏病患者等。本病主要是链球菌胞壁成分 M 蛋白或某些分泌产物所引起的免疫反应导致肾脏损伤。其发病机制：①免疫复合物沉积于肾脏；②抗原原位种植于肾脏；③改变肾脏正常抗原，诱导自身免疫反应。

急性肾炎的病理变化随病程及病变的轻重而有所不同。病轻者肾脏活组织检查仅见肾小球毛细血管充血，轻度内皮细胞和系膜细胞增生，肾小球基底膜上免疫复合物的沉积不显著，在电镜下无致密沉着物。典型病例在光学显微镜下可见弥漫性肾小球毛细血管内皮细胞增生、肿胀，使毛细血管腔发生程度不等的阻塞。系膜细胞亦增生肿胀，伴中性及嗜酸性粒细胞单核细胞浸润及纤维蛋白的沉积，肾小球毛细血管内血流受到障碍，引起缺血，使肾小球滤过率降低。少数严重病例肾小球囊的上皮细胞也有增生，形成新月小体，囊腔内可有大量红细胞。应用免疫荧光技术在电子显微镜下观察时，可见到肾小球基底膜上皮细胞下面呈丘状沉积物，主要成分是补体（C_3）与免疫球蛋白（IgG），表明这是免疫复合体所构成。

（二）临床表现

大部分患者有明确的前驱感染史，如扁桃体炎、咽炎、丹毒、化脓性皮肤病、猩红热等，于感染后 7～21 天发病。感染与发病之间有一定的潜伏期，通常 1～3 周，平均 10 天，起病轻重不一，多呈急性肾炎综合征的表现。

1. 一般症状

发病后可有全身不适、乏力、食欲差、腰酸痛、心悸、发热等。

2. 水肿

常为首发症状。一般先自颜面部，而后延及双下肢，病情严重者也可伴有腹水、胸水及心包积液等，多数患者的浮肿可因病情好转而逐渐减轻或消失。

3. 血尿

常为首发症状，患者出现肉眼血尿，尿色呈洗肉水样或呈棕褐色酱油样，多于数天内消失。

4. 少尿

每日尿量少于 500 mL，系因肾小球滤过率下降而肾小管功能正常所致。可于 1～2 周尿量渐增。

5. 高血压

多为一过性，呈中等程度的收缩压、舒张压同时升高，严重时可出现高血压脑病，视网膜渗血、出血，视盘水肿，随尿量增多，水肿减轻，高血压可逐渐缓解。

（三）实验室及其他检查

1. 尿液检查

尿沉渣检查有多量红细胞和数量不等的白细胞，有各种管型。少尿时尿比重多 >1.02。所有患者均有不同程度的蛋白尿，尿蛋白定量一般 24 小时在 1～3 g。

2. 肾功能检查

若有肾功能不全者，可有血尿素氮及血清肌酐升高、低血钠、高血钾和代谢性酸中毒。

3. 其他检查

血沉多数加速。80% 患者有血清抗链球菌溶血素 "O" 滴度升高。80%～95% 患者有血清补体 C_3 及 CH_{50} 降低，多于病后 2 周内出现，8 周内恢复正常。95% 患者血清 IgG 和 IgM 升高。尿 FDP 增高，轻度贫血及低蛋白血症。测定抗链激酶（ASK）和抗脱氧核糖核酸酶 B 可阳性。

二、治疗要点

本病患者的治疗以休息、对症处理为主，不宜用激素及细胞毒性药物。急性肾衰竭患者应予短期透析。积极预防本病并发症的发生，如高血压脑病、急性左心衰竭等。

具体措施：

1. 一般治疗

急性期注意休息、保暖，待肉眼血尿消失、水肿消退、血压恢复正常后逐渐增加活动量。

2. 对症治疗

利尿治疗可消除水肿，降低血压，通常利尿治疗有效（具体利尿用药参见有关章节）。利尿后高血压控制不满意时，可加用降压药物（具体用药参见本章"慢性肾炎"）。

3. 控制感染灶

以往主张使用青霉素或其他抗生素 10 ~ 14 天，现对其必要性存在争议。对于反复发作的慢性扁桃体炎，待肾炎病情稳定后，可做扁桃体摘除，手术前后两周应注射青霉素。

4. 高血压脑病的治疗

降压：利舍平（利血平）1 mg，肌内注射，或肼屈嗪 20 mg，肌内注射。二氮嗪 300 mg，于 15 ~ 30 秒钟静脉注射，此药可使血压在数分钟内降至正常。硝普钠 25 mg，加入 5% ~ 10% 葡萄糖液 250 mL 中，缓慢静脉滴注，10 ~ 15 滴/分，可根据血压调整滴数。一般在 72 小时内逐渐停药，改口服药物治疗。脱水：20% 甘露醇 250 mL，快速静脉滴注或注射，应用次数根据临床情况而定。

5. 心力衰竭的治疗

主要措施为限制水、钠入量，利尿降压，必要时可应用酚妥拉明或硝普钠静脉注射，以减轻心脏前后负荷。洋地黄类药物对急性肾炎合并心衰效果不肯定，仅于必要时试用。经各种治疗仍不能控制心衰时，可行腹膜透析或血液透析脱水治疗。

6. 急性肾功能衰竭的治疗：可参阅"急性肾衰"。少数急性肾炎患者可出现少尿或无尿，可有明显水肿、高血压或循环性充血状态，可用呋塞米静脉注射，开始每次按 1~2 mg/kg，若效果不明显可增加剂量，每次 3~5 mg/kg，重复 2~3 次，多可发生利尿作用。不需要持续用药，否则须注意药物蓄积引起耳中毒。

三、护理问题

（一）体液过多
体液过多，与肾小球滤过率降低，水、钠潴留有关。

（二）舒适的改变
舒适的改变，如疼痛，与炎症反应及感染有关。

（三）焦虑
焦虑，与全身症状明显，患者缺乏疾病的有关知识有关。

四、护理措施

1. 急性发作期应卧床休息，直至症状完全消失，小便恢复正常为止。

2. 病室阳光充足、空气新鲜，保持一定的湿度、温度，避免交叉感染。

3. 给予高热量、高维生素、低蛋白、低盐、易消化饮食。血压较高、浮肿明显者应限制液体入量。

4. 密切观察体温、脉搏、呼吸、血压的变化。特别要注意患者有无肾功能不全、高血压脑病、心功能不全的症状。如出现剧烈头痛、意识障碍、惊厥、昏迷、呼吸困难、发绀、尿少或无尿等表现，应及时通知医生并备好抢救药品，同时配合抢救，做好对症护理。

5. 对浮肿严重患者，应记录 24 小时出入量，及时做好各项化验检查，防止水、电解质紊乱的发生。

6. 使用利尿剂、降压药、抗生素等治疗时观察疗效及药物副作用。按医嘱定时留尿送检。如并发肾功能不全、心力衰竭、高血压脑病，应及时通知医生，配合抢救。

7. 尽量避免肌内和皮下注射，因水肿常致药物吸收不良。注射后需按压较长时间，以免药液自针孔处向外渗出，并注意局部清洁，防止继发感染。

五、健康教育

一般来说，近期和远期的预后均良好。大部分急性肾炎患者经 2 ~ 4 周均可消肿，血压下降，但尿检查异常可持续时间较长，成人患者尿中红细胞可延续 1 ~ 2 年才消退。急性肾炎患者出院后要定期门诊检查，直到完全恢复。

预防链球菌感染极重要，有慢性扁桃体炎患者应做扁桃体切除，上呼吸道感染易发季节，应注意预防。要保持皮肤清洁，预防皮肤化脓感染。急性肾炎自然痊愈率高，成人迁延为慢性肾炎发生率比小儿高，少数患者因严重并发症而死亡。

（孙丹　孙晓燕　刘美丽）

第二节　慢性肾小球肾炎

慢性肾小球肾炎（以下简称慢性肾炎）是多种病因、不同病理类型的原发性肾小球病，临床以水肿、高血压、蛋白尿、血尿和肾功能损害为基本表现，病情迁延、缓慢进展，最终发生肾衰竭。

一、护理评估

（一）病因和发病机制

急性肾炎迁延不愈，病程在 1 年以上可转入慢性肾炎，但大部分慢性肾炎并非由急性肾炎转变而来，起病即属慢性，病因不清楚。

本病的病理类型不同，病因及发病机制也不尽相同。一般认为本病的起始因素为免疫介导性炎症，但随疾病的进展，也有非免疫非炎症性因素的参与，如肾小球内的高压、高灌注、高滤过等，可促进肾小球的硬化。另外，疾病过程中出现的高脂血症、蛋白尿等也会加重肾脏的损伤。

（二）临床表现

慢性肾炎可发生于任何年龄，以青、中年为主，男性居多。仅少数是由急性肾炎发展所致（直接迁延或临床痊愈若干年后再发）。多数起病缓慢、隐匿。临床表现呈多样性，蛋白尿、血尿、高血压、水肿为其基本临床表现，可有不同程度肾功能减退，病情时轻时重、迁延，渐进性发展为慢性肾衰竭。

1. 早期症状

疲倦无力，体重减轻，腰部疼痛，食欲缺乏，水肿可有可无，一般不严重。

2. 蛋白尿

是慢性肾炎必有的表现，患者排尿时泡沫明显增多，并且不易消失，尿蛋白越多，泡沫也越多。

3. 血尿

多为镜下血尿，也有肉眼血尿。

4. 高血压

可正常、轻度增高甚至持续中等以上程度升高。患者可有眼底出血、渗血甚至视盘水肿，患者主诉眼前有黑点及闪光、视物模糊及短暂失明。

5. 其他

患者可有贫血、电解质紊乱，当出现感染、劳累等应激状况时呈急性发作，类似急性肾炎的表现。

（三）实验室及其他检查

1. 尿常规

尿蛋白±~＋＋＋，呈选择或非选择性蛋白尿。镜下血尿较为常见，可见颗粒管型和透明管型，晚期可有蜡样管型。一般尿蛋白多少对判断预后并无重要意义，尿中红细胞增多反映疾病处于活动期。

2. 肾功能检查

主要表现为肾小球滤过功能下降，内生肌酐清除率降低。疾病早期并不明显，但在后期内生肌酐清除率可降至正常的50%以下，血肌酐和尿素氮升高。肾小管功能也受到损害，出现夜尿增多，酚红排泄率下降，尿比重降低。晚期还出现电解质紊乱和代谢性酸中毒。

3. 血常规

肾功能受损后出现贫血，呈正常细胞正色素性贫血。

4. X线及超声检查

可见双肾影对称性缩小。

5. 肾活体组织检查

可确定病理类型，对选择治疗方案、判断病情和预后有重要价值。

二、治疗要点

慢性肾炎的治疗以防止或延缓肾功能恶化、改善或缓解症状和治疗并发症为主要目的，而不以消除尿中蛋白和红细胞为主要目标。其综合治疗措施有：

（一）饮食蛋白的控制

低蛋白饮食可减轻肾小球内高灌注和高滤过状态，延缓肾小球硬化。肾功能不全患者应根据肾功能减退的程度控制蛋白入量，一般限制在40 g/d，给予优质蛋白，主要指瘦肉、鸡蛋和牛奶等动物蛋白质，并补充肾衰氨基酸（含 8 种必需氨基酸加组氨酸）。如患者肾功能正常又有大量蛋白尿，则应放宽蛋白摄入，但不宜超过每日每千克体重 1 g。

（二）对症治疗

1. 利尿

可选用氢氯噻嗪（双氢克尿噻）、呋塞米（速尿）、氨苯喋啶、螺内酯（安体舒通）等。提高血浆胶体渗透压也可出现显著的利尿效果，常用的有：血浆（无钠血浆）、血浆白蛋白、血浆代用品等静脉滴入。合并心脏病者慎用，因血容量急增可引起左心衰竭。

2. 降压

高血压的主要原因是钠、水潴留，大部分患者经休息、限盐和利尿剂的应用均可得到控制。如效果不满意可加用降压药，如钙离子拮抗剂硝苯地平 5～15 mg，口服，每日 3 次，或盐酸肼肽嗪（肼苯达嗪）、甲基多巴等扩张小动脉的药物。对较顽固的高血压还可加用抑制肾素—血管紧张素系统活性的药物，如卡托普利（巯甲丙脯酸）12.5～50 mg，口服，每 8 小时 1 次，或盐酸普萘洛尔（心得安）10～30 mg，口服，每日 3 次。对慢性肾炎高血压患者，降压不宜过快、过低，以免影响肾血流量。一般降至收缩压 150 mmHg*，舒张压 100 mmHg 即可。

近年研究证实，血管紧张素转换酶（ACE）抑制剂具有降低血压、减少尿蛋白和延缓肾功能恶化的肾脏保护作用，后两种作用除通过对肾小球血流动力学的特殊调节作用（扩张入球小动脉和出球小动脉，但对出球小动脉扩张作用强于入球小动脉）降低肾小球内高压力、高灌注和高滤过外，并能通过其非血流动力学作用（抑制细胞因子、减少蛋白尿和细胞外基质的蓄积）

＊ 1 mmHg =0.133 kPa。

达到减缓肾小球硬化的发展和肾脏保护作用。但肾功能不全患者应用 ACE 抑制剂要防止高血钾，血肌酐大于 350 μmol/L 的非透析治疗患者则不宜再应用。血管紧张素Ⅱ受体拮抗剂的实验研究和已有的临床观察结果显示它具有与 ACE 抑制剂相似的肾脏保护作用。最近有报道认为长效二氢吡啶类钙通道阻滞剂，如氨氯地平和非二氢吡啶类钙通道阻滞剂，如维拉帕米具有一定的延缓肾功能恶化的肾脏保护作用，值得进一步验证。

（三）激素和免疫抑制剂应用

目前国内外对是否应用激素和免疫抑制剂治疗慢性肾衰意见不一致，应用它并不能改变慢性肾衰的病变自然发展规律和过程，常因其副作用使患者死亡率增高。国外研究认为其只可能改善临床表现，不能改变病理形态学的过程。国内认为可缓解临床症状，控制疾病发展，是否可应用，可根据患者临床表现并结合病理类型制订相应方案。

（四）抗凝

慢性肾炎的尿蛋白较多或顽固性水肿、低蛋白血症明显并经肾上腺皮质激素治疗无效的患者，临床医师常对抗凝抗栓治疗寄予希望，如患者有高凝状态表现，可选用肝素每日 50～100 mg 加入 5% 葡萄糖 250 mL 中静脉滴注，4 周为一疗程。或尿激酶每日 2 万～4 万 U 加入 5% 葡萄糖 250 mL 中静脉滴注，4 周为一疗程。一般认为尿激酶疗效优于肝素。抗凝、抗栓治疗易带来出血副作用，治疗中需做凝血酶原时间监测，女患者月经期停止用药。双嘧达莫（潘生丁）能抑制血小板聚集，减少血栓形成机会，并有扩血管作用。75～100 mg，每日 3 次，可长期服用。

（五）其他药物治疗

1. 维拉帕米

用法：40 mg，每日 3 次，口服。出现满意疗效后再用 1～2 周，然后减量维持 3～4 周。对慢性肾炎顽固性蛋白尿者有较好疗效。

2. 己酮可可碱

用法：开始 2 周，每日 800 mg（600 mg 口服，200 mg 静脉滴注），3～4 周剂量减至每日 600 mg，以后每日口服 300 mg，维持 1～2 年。文献报道可使原发性慢性肾炎患者肾功能改善。

3. 雷公藤

治疗慢性肾炎有较好疗效，可与小剂量泼尼松合用或单独服用。如雷公藤多苷片 10～20 mg，每日 3 次，或雷公藤饮片 15 g 煎服，每日 2 次，疗程 6 个月。

4. 抗生素

有感染者可使用青霉素、氨苄西林等抗生素，避免使用磺胺类药物。

三、护理问题

（一）焦虑

与长期卧床失去正常工作学习条件，经济负担加重，又因水肿、高血压影响，患者感到明显不适有关。

（二）营养失调

低于机体需要量，与摄入量减少，蛋白尿引起蛋白损失，代谢紊乱有关。

（三）体液过多

与肾功能减退，肾小球滤过率降低，水钠潴留增多，低蛋白血症有关。

（四）知识缺乏

与患者缺乏对本病相关的危险因素，如感染、高血压、劳累等因素有关。

（五）医护合作性问题

潜在药物毒副作用；潜在感染；潜在心肾功能不全。

四、护理措施

1. 恢复期适当休息，急性发作期或高血压、水肿严重时，应绝对卧床休息。

2. 给予高热量、高维生素、低盐易消化饮食。大量蛋白尿及肾功能正常者，给予优质高蛋白饮食；明显水肿及高血压者应限制钠盐和水的摄入。

3. 以 1∶5 000 氯己定（洗必泰）漱口，保持口腔清洁，防止细菌繁殖。

4. 防止感冒，避免受凉及交叉感染。

5. 因高血压致头痛时，头部可放冰袋；如视物模糊，应在生活上加强护理。

6. 保持皮肤清洁，严防因尿素氮刺激而抓破皮肤，发生感染及压疮。

7. 准确记录出入量，尿少、尿闭时及时通知医师处理。

8. 每日定时测血压 2 次并记录，防止高血压脑病的发生，注意患者安全。

9. 每周测体重 2 次并记录。

10. 做好精神护理，让患者对疾病有所认识，鼓励患者树立与疾病长期斗争以及战胜疾病的信心。

11. 认真观察病情变化，注意有无尿毒症早期征象，如头痛、嗜睡、食欲缺乏、恶心、呕吐、尿少和出血倾向等；定时测量血压，血压过高者注意有无高血压脑病征象。如发现异常及时通知医生。此外，应密切观察药物治疗的疗效及药物副作用。如应用激素易引起继发感染；环磷酰胺等易出现胃肠道毒性反应。

12. 注意观察药物疗效及药物副作用。按医嘱定时留尿送检。如并发高血压脑病、心力衰竭、肾衰竭，应协助医师抢救。

五、健康教育

1. 如无明显水肿或高血压可坚持上班，但不能从事重体力劳动，避免劳累。

2. 进行提高呼吸道抵抗力的锻炼。因为呼吸道感染（特别是反复感染）常会加重病情。

3. 禁忌吸烟、饮酒。不宜盲目服用"偏方秘方"。

4. 一般认为持续肾功能减退或明显高血压者、新月体性肾炎、局灶/节段性肾小球硬化预后较差，局灶/节段性肾小球肾炎、系膜增生性肾炎预后相对较好。

（孙丹　孙晓燕　刘美丽）

第五章　血液和造血系统疾病患者的护理

第一节　再生障碍性贫血

再生障碍性贫血（简称再障）是由于化学、物理、生物等因素或原因不明引起骨髓造血组织显著减少，导致骨髓造血功能衰竭的一类贫血。主要表现为骨髓造血功能低下，进行性贫血、出血、感染及全血细胞减少（红细胞、粒细胞和血小板均减少）的综合征。按病程及表现分为急性再障（又称重型再障—Ⅰ型）及慢性再障。慢性再障病情恶化时似急性再障，又称重型再障—Ⅱ型。根据是否有明确诱因分为继发性和原发性，原发性即无明确诱因者。

我国再障年发病率为 $0.74/10^5$，可见于各年龄段，老年人发病率较高，男、女发病率无明显差别。

一、护理评估

（一）病因和发病机制

可分为原发性和继发性两大类：

1. 原发性（或特发性）

原因不明，占再障的半数以上，其中有的是先天性的（如

Fanconi 贫血），但多数无明显病因可查到。

2. 继发性

是由于物理、化学、生物等因素所引起，或继发于其他疾病。

（1）物理因素：各种电离辐射，如 X 线、放射性同位素等。放射线可直接损伤干细胞及损害骨髓微循环，影响干细胞的增殖和分化。

（2）化学因素：化学物质及药物中有一类，只要剂量较大，就会引起再障，如苯、三硝基甲苯、无机砷，各种化疗药物，如氮芥类、蒽环类（柔红霉素、阿霉素等）及抗代谢药（阿糖胞苷、6 - 巯基嘌呤、甲氨蝶呤等）；另一类在治疗剂量下，对有些人可引起再障，较常见的有氯霉素、磺胺类药、砷剂、吲哚美辛（消炎痛）、保泰松、苯妥英钠、硫氧嘧啶、甲巯咪唑（他巴唑）、氯丙嗪、氯氮（利眠宁）、金盐。有机磷农药、染发剂等在少数情况下，也可成为再障的原因。苯和氯霉素是引起再障最常见的两种化学物质及药物。国内有人报告，氯霉素引起的再障可占再障病因中的 20% ~ 80%。

（3）感染因素：严重的细菌感染，如粟粒性结核、肺炎、伤寒、白喉等，因细菌毒素抑制骨髓造血；病毒感染，其中以肝炎（主要为病毒性肝炎）后再障最为严重，可能为肝炎病毒直接抑制骨髓、损伤干细胞或通过自身免疫产生抗干细胞自身抗体等所致；严重的寄生虫病，如黑热病、晚期血吸虫病等。

（4）生物因素：肝炎病毒及其他性质尚不清楚的病毒。

（5）其他疾病：如阵发性睡眠性血红蛋白尿后期。

本病的病理机制尚不确切。一般认为与骨髓干细胞受损、骨髓微环境缺陷及自身免疫机制有关。在有害的化学、物理、生物等因素的影响下，骨髓造血干细胞受到损伤，自身复制率低下。干细胞的减少，最终引起全血细胞减少。骨髓微环境（包括微循环和基质）是骨髓造血功能的基础（土壤），在微环境遭受破坏后，即影响到干细胞的生长发育，以致造血功能低下。同时在自身抗干细胞抗体和淋巴细胞的细胞毒的作用下，可引起干细胞的免疫损伤，而致造血功能低下。

（二）临床表现

1. 急性再障

起病急，进展迅速，常以出血和感染发热为首发症状。贫血呈进行性加重，皮肤黏膜出血广泛而严重，咯血、呕血、便血、尿血等均多见，颅内出血发生率高。感染发热多为高热，常见皮肤感染、肺部感染、口咽部感染等，易发生败血症而死亡。急性再障病情危重，疗效较差，多数患者在一年内死亡。

2. 慢性再障

起病缓慢，病程长，以贫血症状为主。主要表现为倦怠乏力、劳累后气促、心悸、头晕、面色苍白。随着病程的延长，各种症状逐渐加重；出血和感染较轻，肝、脾与淋巴结不肿大。

（三）实验室及其他检查

1. 血液检查

全血细胞减少。贫血多属正常细胞、正常色素型；白细胞减少以粒细胞和单核细胞为主；血小板减少，其中小型者约占50%，且有形态异常；网织红细胞绝对值显著减少。但全血细胞减少情况较急性再障为轻。

2. 骨髓检查

急性再障骨髓象多部位增生低下，粒细胞、幼红细胞及巨核细胞三系均明显减少，淋巴细胞相对增多，骨髓小粒非造血细胞增多。慢性再障骨髓至少一个部位增生不良，骨髓小粒脂肪细胞增加。若要明确诊断需多次、多部位穿刺，有条件时应做骨髓活检。

3. 骨髓活检

造血组织减少，脂肪组织增加，其比值常在 2 :3 以下。巨核细胞减少，非造血细胞增加，间质水肿及出血。

二、治疗要点

再障的治疗原则：寻找并尽可能去除有关致病因素；急性再障应尽早进行骨髓移植或抗淋巴细胞球蛋白（ALG）等免疫抑制剂治疗；慢性再障则以雄激素为主，辅以中药治疗、支持治疗，包括防治感染和出血及输血等。

1. 病因治疗

如消除有毒的重金属，停用致病或抑制造血的药物等。

2. 一般治疗

卧床休息，增加营养。保持口腔、皮肤的清洁。饮食上给易消化、高蛋白、高维生素、低脂肪饮食。

3. 对症治疗

（1）输血：当血红蛋白低于 60 g/L，而有明显的症状，患者代偿能力较差时，可考虑输血。输血量及间隔时间视病情而定。多次输血可导致输血反应及体内含铁血黄素沉着，故应严格掌握输血适应证。

（2）止血：可用一般止血剂，如卡巴克洛（安络血）、酚磺乙胺（止血敏）等。

出血严重可输新鲜血或浓缩的血小板悬液。鼻出血较重者，需给予局部处理。月经过多可注丙酸睾酮，每日 25 ~ 50 mg，或给予避孕药物口服。

（3）抗感染：有感染时给予相应足量的抗生素积极控制，但不宜以抗生素作为预防药。

4. 雄激素

大剂量雄激素可以刺激骨髓造血，对慢性再障疗效较好，其发生疗效时间往往在服药 2 个月后，故对重型再障无效。目前常用的睾酮衍生物司坦唑醇（康力龙）口服，每次 2 mg，每天 3 次。

5. 免疫抑制剂

抗淋巴细胞球蛋白（ALG）或抗胸腺细胞球蛋白（ATG）是目前治疗重型再障的主要药物。ALG 每次 4~20 mg/kg，每日 1 次或隔日 1 次，14 日为一疗程。也可与其他免疫抑制剂（环孢素）同时用。除环孢素以外，临床上还常用大剂量甲泼尼龙、大剂量静脉丙种球蛋白治疗重型再障。应根据患者不同情况分别采用或联合应用。环孢素亦可用于慢性再障。

6. 造血细胞因子

主要用于重型再障，可在用免疫抑制剂的同时或在其以后使用，有促进血象恢复的作用，是必不可少的治疗。包括粒系集落刺激因子（G-CSF）、粒—单系集落刺激因子（GM-CSF）及红细胞生成素（EPO）等。G-CSF，开始每日 2~5 μg/kg，以 5% 葡萄糖注射液稀释后皮下注射或静脉滴注，根据中性粒细胞升高的情况增减剂量或停止用药；GM-CSF，开始每日 3 μg/kg，皮下注射，一般 2~4 日白细胞开始升高，以后调节剂量，使白细胞升高至希望水平；EPO，开始剂量为 50~150 U/kg，静脉注射或皮下注射，每周 3 次，视红细胞比容或血红蛋白水平调整剂量或调节维持剂量。

7. 骨髓移植

主要用于重型再障。最好在患者未被输血、没有发生感染前早期应用。患者年龄不应超过 40 岁，有合适的供髓者。

三、护理问题

（一）悲观情绪

由于病情恶化及预后不良，使患者对疾病治疗失去信心。

（二）感染倾向

骨髓增生低下导致白细胞减少而易于感染。

（三）出血倾向

骨髓增生低下而血小板减少，以及毛细血管脆性增加导致易于出血。

（四）心功能不全

再生障碍性贫血患者大多贫血严重，遇高热状态以及输液、输血过量或过多时易诱发心力衰竭。

（五）活动耐力降低

贫血、组织缺氧及感染发热等使体力下降。

四、护理措施

（一）一般护理

1. 休息

轻度贫血可以下床活动，重者须严格卧床休息，一级护理。

2. 饮食

给予富含高蛋白、高维生素、易消化的食物，对带刺、带骨的食物要小心用餐，以免引起出血和感染，并主动向患者说明饮食治疗的重要性，取得患者的配合。

3. 预防感染

患者抵抗力较低，治疗中有合用皮质激素者，易发生呼吸道、皮肤、会阴、肛门周围感染，故应保持室内空气新鲜，注意保暖，防止受凉；保持大便通畅，便后清洗会阴部。对粒细胞显著下降的患者，应采取保护性隔离，每日用 0.1% 有效氯消洗液擦拭床、床头柜、窗台，地面用 0.1% 有效氯消洗液拖擦，冬季每月用 0.2% 过氧乙酸空气喷雾消毒 2 次。

4. 皮肤护理

有的患者皮肤干燥，应以温水擦浴，涂油，以保持皮肤清洁润滑，防止出血感染。对受压部位经常按摩，促进血液循环。对卧床患者每日冲洗会阴一次。

5. 高热患者护理

对高热患者应及时采取物理降温，并观察体温变化，出汗时用干毛巾擦汗更衣，防止受凉，保持皮肤清洁。

6. 口腔护理

患者易发生口腔炎及口腔溃疡，应经常保持口腔清洁，嘱其晨起、饭前、饭后、睡前用 1∶5 000 呋喃西林液漱口。口腔溃疡时，做完口腔护理后溃疡处涂以 1% 碘甘油。

7. 鼻腔护理

患者血小板减少易并发鼻出血，尤其在冬季室内空气干燥时更易发生，故每日鼻腔内滴入氯己定鱼肝油 3~4 次，以预防鼻出血。

8. 防止感染

肌内注射或静脉穿刺应严格执行无菌技术操作，注射毕进针处延长压迫时间，以防出血和注射部位感染。

9. 心理护理

急性再障死亡率高，症状重，出血感染并发症多，因而患者思想负担重，往往随着症状不断加重而增加焦虑和不安。医护人员在生活中应多关心体贴患者，经常与其交谈，了解患者的焦虑和不安，帮助其正确对待疾病，增加治疗信心。在日常生活中精神上要乐观，适当参加一些力所能及的工作，以促进其早日康复。

（二）病情观察与护理

1. 急性型再障患者症状重，预后差，应特别注意有无感染和出血倾向，尤其是消化道和颅内出血。注意观察患者的口腔黏膜、牙龈、鼻黏膜及皮肤等处有无出血情况。女性患者应详细询问月经量有否增多。如发生消化道或颅内出血，应立即通知医生，并做好各种抢救准备。

2. 注意观察药物的不良反应，长期用雄激素可出现痤疮、水肿、体重增加、毛发增多，应向患者解释，消除顾虑。

五、健康教育

1. 保持良好的生活、卫生、饮食习惯和精神上的乐观。劳逸结合，适当营养，增强身体素质。

2. 严格掌握用药适应证，防止滥用对造血系统有损害的药物。

3. 防止受凉感冒，传染病流行季节勿到公共场所，以免感染。

（于红）

第二节　弥散性血管内凝血

弥散性血管内凝血（DIC）是由多种致病因素导致机体微细血管内广泛血栓形成，继而出现凝血因子及血小板大量消耗和继发性纤维蛋白溶解亢进（简称纤溶亢进）为特征的一种全身性血栓—出血综合征。

一、护理评估

（一）病因和发病机制

1. 感染性疾病

（1）细菌感染：革兰阴性细菌感染，如脑膜炎双球菌引起的暴发性流脑、胆道感染、伤寒、暴发性菌痢、败血症等；革兰阳性细菌感染，如溶血性链球菌、金黄色葡萄球菌及肺炎双球菌引起的败血症。

（2）螺旋体病：如钩端螺旋体感染。

（3）立克次体感染：如斑疹伤寒、恙虫病。

（4）病毒感染：流行性出血热、重症肝炎、乙型脑炎、天花、麻疹、传染性单核细胞增多症、巨细胞病毒感染等。

（5）真菌感染：霉菌性败血症。

（6）原虫感染：脑型及恶性疟疾、黑热病等。

（7）诱发因素：①病原体、毒素或免疫复合物损伤血管内皮，使其下的胶原暴露；②致病性微生物直接激活因子Ⅻ，启动内源性凝血途径；致使组织损伤继而激活外源性凝血途径；③微循环障碍导致组织缺氧、酸中毒损伤内皮细胞；④继发性红细胞、血小板损伤激活内源性凝血途径；⑤严重肝细胞损伤致使对活化的凝血因子清除能力减弱；抗凝血酶－Ⅲ及纤溶酶原合成减少；⑥单核—吞噬细胞系统功能受抑制。

2. 组织损伤

（1）外科疾病：如广泛性手术、血管外科手术、大面积烧伤、挤压综合征、毒蛇咬伤、急性出血性胰腺炎等。

（2）产科疾病：如羊水栓塞、胎盘早期剥离、子痫、刮宫、死胎残留、感染性流产较为常见。

（3）恶性肿瘤：如胰、胃、前列腺及支气管癌、黏液腺癌，尤其是肿瘤晚期广泛转移的患者。

（4）白血病：各型白血病，其中以急性早幼粒细胞白血病（尤其是经化疗后）最多见。

3. 肝病

急性重型肝炎（暴发性肝炎）、亚急性重型肝炎和肝硬化等严重肝病的全身性出血常和 DIC 有关。

4. 其他

严重的输血、输液反应、肺源性心脏病、急性坏死性胰腺炎、急性坏死性肠炎、某些结缔组织病、药物过敏、毒蛇咬伤及中暑等都可能诱发 DIC。

（二）临床表现

1. 出血

发生率84%～95%，以多发性皮肤大片淤斑，注射、手术、创伤部位渗血不止为临床特征。常见的发生部位是皮肤黏膜，表现为出血点、淤斑，纤溶亢进时皮肤可见大片淤斑。穿刺部位和手术创口渗血往往是临床医生想到 DIC 的首发表现。深组织出血包括：呕血、便血、咯血、血尿、阴道出血和颅内出血，以颅内出血最为严重，常在短时间内危及生命。

2. 微循环障碍

发生率30%～80%，特征是不能用原发病解释的微循环障碍和顽固性休克。

3. 栓塞症状

导致受累器官或组织坏死，器官功能衰竭，引起相应器官的有关症状和体征。内脏栓塞最常见于肺、脑、肝、肾和胃肠道等。

4. 溶血

微血管病性溶血可引起红细胞大量破碎，引起黄疸。

（三）实验室检查

有下列 3 项以上异常：

1. 血小板 $< 10 \times 10^9/L$ 或进行性下降。

2. 凝血酶原时间正常延长或缩短 3 秒以上，或呈动态性变化。

3. 纤维蛋白原定量减少，常低于 2 g/L，但在感染、妊娠、创伤、休克等情况时，因机体处于应激状态，纤维蛋白原仍可维持在较高水平。因此在 DIC 早期，纤维蛋白原可能并不降低，但动态观察中，纤维蛋白原有持续下降趋势。若含量低于 1.5 g/L，有诊断价值。用凝血酶的方法测定时，因受纤维蛋白降解产物的影响而数值偏低，故常用纤维蛋白原滴定度的半定量方法。

4. 鱼精蛋白副凝试验（3P）阳性或血清纤维蛋白（原）降解产物（FDP）超过 20 mg/L。

5. 血涂片中破碎细胞比例超过 2%。

6. 部分疑难病例在条件允许时可行下列检查：抗凝血酶Ⅲ（ATⅢ）含量测定；因子Ⅷ活性或Ⅷ：C/ⅧR：Ag 比例测定；血小板 β-血栓球蛋白（β-TG）测定；纤维蛋白原转换率测定。

二、治疗要点

治疗原则包括积极治疗原发病、阻断 DIC 的病理过程（抗凝治疗）、补充缺乏的凝血成分和抑制纤溶活性。

1. 积极治疗原发病

这是治疗成败的关键，它常常可迅速终止或明显减弱血管内凝血的过程，也可使抗凝等其他治疗易于奏效。如有效的控制感染，清除原发性感染灶，及时果断地清除子宫内致病性因素，纠正酸中毒与休克状态。

2. 抗凝疗法

抗凝治疗的目的在于阻断血管内凝血的病理过程，目前仍以肝素为主。主要用于 DIC 高凝期伴明显血栓形成，或病因不能迅速去除时。消耗性低凝期或纤溶亢进期应慎用肝素，但经积极治疗原发病和补充凝血成分的治疗，出血仍不能控制，而且 DIC 的病因持续存在，应加用肝素以阻断仍未终止的血管内凝血过程。

其他抗凝治疗：低分子右旋糖酐以扩充微循环、修复损伤的血管内皮细胞。防止血小板黏附和聚集，每日 500 ~ 1 000 mL，分 2 次静脉滴注。若在 500 mL 右旋糖酐内加入 100 ~ 200 mL 双嘧达莫（每日 200 ~ 400 mg），可获得更好的疗效。但应防止低分子右旋糖酐及双嘧达莫所引起的血压下降、出血加重和头痛等副作用。或双嘧达莫 100 mg，肌内注射，或 200 ~ 400 mg 加入 5% 葡萄糖溶液 500 mL，静脉滴注。

3. 补充血小板及凝血因子

适应证：①DIC 出血倾向严重或继发性纤溶亢进时；②与肝素治疗同时进行。为提高凝血因子和血小板的水平，可输新鲜血浆或新鲜全血。若纤维蛋白原明显减少可输纤维蛋白原。每克纤维蛋白原可增加血浆纤维蛋白原 0.25 mg。血小板降低时，每次输入血小板 8 个单位。凝血酶原复合物（PPSS），含因子 Ⅱ、Ⅶ、Ⅳ、Ⅹ，每瓶 200 U，相当于 200 mL 新鲜血的因子量。加入 5% 葡萄糖液 50 mL 静脉滴注。维生素 K_1、K_3、K_4 5 ~ 10 mg 口服或肌内注射，2 ~ 3 次/天。

4. 纤溶抑制药物

一般宜与抗凝剂同时应用，适用于：①DIC 的基础病因及诱发因素已去除或控制；②有明显纤溶亢进的临床及实验室证据；③DIC 晚期，继发性纤溶亢进已成为迟发性出血的主要原因。6—氨基己酸：首剂 4 ~ 6 g 加入生理盐水或 5% 葡萄糖液 100 mL 中，30 分钟内滴入。因其排泄迅速，需用维持量 1 g/h。氨甲苯酸（止血芳酸）：200 ~ 500 mg/次，1 ~ 2 次/日，静脉注射。抑肽酶：具有抗纤溶和抗 X_α 作用，适用于 DIC 中、晚期，8 万 ~

10万 U/d，3~4 次，静脉滴注。

三、护理问题

（一）组织灌注量异常

与 DIC 造成的微循环障碍以及出血引起循环血容量降低有关。

（二）气体交换受损

与血液凝固及各系统微血栓形成有关。

（三）医护合作性问题

潜在并发症：抗凝血不良反应、各器官功能障碍。

四、护理措施

（一）一般护理

安静卧床，保持心情平静，对于神志清醒者尤为重要。向患者解释积极配合治疗，病情会逐渐好转，避免其情绪紧张。做好家属工作，给予理解和配合。保持呼吸道通畅，持续吸氧，以改善组织缺氧状况及避免脑出血发生。

（二）病情观察与护理

1. 严密观察病情变化，及时识别 DIC 的早期征象，注意有无寒战、面色苍白、四肢厥冷、指（趾）发绀、皮肤有无花斑、脉细弱、血压降低、尿少等情况。注意有无嗜睡、烦躁、意识障碍、昏迷及肢体瘫痪等神经系统表现。发现异常，及时报告医生并协助处理。

2. 护士应备齐抢救设备及药品，积极配合医师及时治疗原发病及抗休克治疗，并协助医师及时测定凝血时间，以助诊断。DIC 晚期可有广泛性出血，常见有皮肤黏膜或内脏出血、鼻衄、齿龈出血、血尿、脑出血等，应配合医师抢救，如鼻出血时可用0.1%肾上腺素棉球或碘仿纱条填塞鼻腔。齿龈出血时先用生理盐水含漱，再用消毒纱布压迫牙龈出血。穿刺或注射部位易出血不止，操作后用消毒棉球或棉球按压局部 3 分钟以上，至出血停止为止。如有呕血、黑便等消化道出血时，可暂禁食，按病情需要给流质饮食，并按消化道出血常规护理。剧烈头痛、视物模糊疑为脑出血时，应将头部抬高和冷敷。疑有颅内压增高时，按医嘱及时给降颅压药物。护士要熟悉肝素、链激酶等药物的药理、用法及副作用，发现异常，速告医师并协助处理。

（三）对症护理

DIC 时所发生多部位出血倾向，应根据不同情况予以护理。

1. 皮肤出血

衣服、被单应柔软，翻身宜轻。穿刺和注射部位可行压迫止血。患者接受抗凝治疗时，尽量减少有创伤性检查和肌内注射。

2. 鼻出血

鼻部冷敷，用 1∶1 000 肾上腺素棉条或凡士林纱条填塞鼻腔。

3. 口腔黏膜出血

用生理盐水或 1∶5 000 呋喃西林液漱口加强口腔护理。

4. 呕血

按上消化道出血护理。

五、健康教育

易诱发弥散性血管内凝血的基础疾病存在，如感染性疾病、病理性产科、恶性肿瘤的患者要及时积极治疗。急性型弥散性血管内凝血预后较差，死亡原因多与原发病较重、诱因不能及时去除、诊断不及时及治疗不当有关。

（于红）

第六章 内分泌和代谢疾病患者的护理

第一节 甲状腺功能亢进症

甲状腺功能亢进症简称甲亢，是指由多种病因导致甲状腺功能增强，从而分泌甲状腺激素（TH）过多所致的临床综合征。

一、护理评估

（一）病因和发病机制

1. 毒性弥漫性甲状腺肿

毒性弥漫性甲状腺肿又称 Graves 病，由自身免疫过程和精神刺激引起。由于合成并分泌过多的甲状腺素，易产生交感神经兴奋性和代谢率增高。各年龄组均可患。

2. 毒性结节性甲状腺肿

毒性结节性甲状腺肿又称 Plummer 病，病因不明，老年妇女居多。常于甲状腺肿大多年后出现甲亢，可分单结节和多结节2 种。

3. 垂体性甲亢

垂体性甲亢由于垂体前叶肿瘤分泌过多的 TSH，致甲状腺肿大并分泌过多的甲状腺素而引起甲亢。

4. 甲状腺炎性甲亢

甲状腺炎性甲亢包括亚急性甲状腺炎合并甲亢及桥本氏甲状腺炎合并甲亢。亚急性甲状腺炎由于非细菌性炎症使甲状腺滤泡细胞损伤，释放出甲状腺素，引起一时性甲亢。桥本氏甲状腺炎合并甲亢时，除有甲亢症状外，此时患者血中抗甲状腺抗体阳性。

5. 外源性碘过多引起

外源性碘过多引起又称 Basedow 病，如在缺碘区投碘过多，或服含碘药物所致的甲亢。

6. 分泌 TSH 样物质的恶性肿瘤所致的甲亢

分泌 TSH 样物质的恶性肿瘤所致的甲亢如绒毛膜上皮细胞癌、支气管癌、胃肠道癌、前列腺癌等均可分泌 TSH 样物质引起甲亢。毒性弥漫性甲状腺肿伴甲亢是临床最为常见的一种甲亢类型，作为重点阐述。本病的发病机制至今尚未完全阐明，可能是在遗传的基础上，遭遇精神刺激、感染等应激时，使体内免疫稳定性破坏，产生自身抗体（TSI）或 TSAb，刺激甲状腺细胞增生并合成与分泌大量甲状腺激素所致。因此，本病为自身免疫性疾病。

（二）临床表现

本病以 20～40 岁女性多见。大多起病缓慢，少数于精神刺激、感染、创伤等应激后急性起病。临床表现轻重不一，典型表现为 T_3、T_4 分泌过多所致的高代谢症群、甲状腺肿和突眼征。老年和小儿患者表现常不典型。

1. 甲状腺激素分泌过多症群

（1）高代谢症群：由于 T_3、T_4 分泌过多，促进物质代谢，使产热和散热增加，患者基础代谢率明显增高，表现为乏力、怕热多汗、低热；蛋白质分解加速致负氮平衡，可有消瘦；糖氧化利用和脂肪分解加速可致糖耐量异常、血总胆固醇降低。

（2）精神、神经系统：中枢神经系统兴奋性增高，表现为急躁易怒、不安失眠。少数可有幻觉，甚至躁狂症或精神分裂症。可有手、舌、眼睑震颤，腱反射亢进。

（3）心血管系统：由于甲状腺激素直接作用于心肌和周围血管并加强对儿茶酚胺的敏感性，患者可有心悸、胸闷、气促，重者发生甲亢性心脏病。常见的体征有心律失常，以窦性心动过速、期前收缩多见，也有心房颤动或心房扑动。心脏增大，可发生心力衰竭。收缩压升高、舒张压降低，脉压增宽，可出现周围血管征。

（4）消化系统：食欲亢进，多食消瘦。由于甲状腺激素刺激使肠蠕动增快而排便次数增多，粪便呈糊状。重者可有肝脏肿大及肝功能损害。

（5）运动系统：多有慢性甲亢性肌病，表现为不同程度肌无力和肌萎缩。部分病例伴周期性瘫痪，以青年男性多见，原因不明，也可伴重症肌无力。

（6）生殖系统：女性常有月经减少或闭经，男性可有阳痿，偶有乳腺发育。

（7）造血系统：外周血中白细胞总数偏低，血小板寿命缩短，可出现血小板减少性紫癜。血容量增加，可伴轻度贫血。

2. 甲状腺肿大

甲状腺对称性弥漫性肿大，质地较软，随吞咽运动而上下移动，常有震颤和血管杂音。

3. 眼症

突眼多呈双侧性，并有睑裂增宽，上眼睑挛缩，两眼聚合不良，上看时前额皮肤不能皱起等征象。重症有恶性突眼，其突眼显著，且有畏光、复视、流泪、结膜充血水肿或有结膜溃疡及眼外肌麻痹。

4. 甲亢危象

多由甲亢恶化时重危急并发症，常因感染、手术、^{131}碘治疗、劳累、精神激动、严重创伤等诱发。表现为原有甲亢症状加重、体温 > 39°以上、大汗淋漓、脱水、极度烦躁不安、心动过速、恶心、呕吐、腹泻，以致休克、昏迷。死因多为高热虚脱，心衰，肺水肿，水、电解质代谢紊乱。

5. 其他

甲状腺功能亢进症还可并发甲亢性心脏病、局限性黏液水肿等。

（三）实验室及其他检查

1. 甲状腺摄^{131}I率升高，且高峰前移（3 小时 > 0.3 ~ 0.5，24 小时 > 0.45 ~ 0.5）。

2. T_3 抑制试验阴性。

3. 血清总甲状腺素（TT_4 > 140 μg/L），总三碘甲状腺原氨酸（TT_3 > 1 500 μg/L），游离甲状腺激素（FT_4 > 38.7 mmol/L）升高，血清促甲状腺素（TSH）水平低（< 50%），且对促甲状腺释放激素（TRH）兴奋试验无反应。

4. 甲状腺有结节者可做 TSH 兴奋试验，以发现是否为功能自主性或功能性结节。

5. 基础代谢率（BMR）增高，+ 0.15 ~ + 0.3 者为轻度，+ 0.3 ~ + 0.6 为中度，> 0.6 为重度。

6. 血浆蛋白结合碘（PBI）> 0.63 mmol/L。

二、治疗要点

本病的主要治疗方法：

1. 抗甲状腺药物治疗

（1）硫脲类或咪唑类药物：主要通过抑制甲状腺激素的合成发挥抗甲状腺作用。常用药物为甲巯咪唑（他巴唑）及丙硫氧嘧啶，初始剂量为甲巯咪唑每日 30 mg 或丙硫氧嘧啶每日 300 mg，疗效不佳或病情较重者可酌情增加剂量，但每日最大量不宜超过上述剂量的 2 倍。至症状缓解，T_3、T_4 恢复正常（多在治疗后 4~8 周）时开始减量，一般每 2~4 周减 1 次，每次减甲巯咪唑 5~10 mg 或丙硫氧嘧啶 50~100 mg，逐渐减至最小维持量，维持 1.5~2 年。由于复发率较高，如无不良反应，作者倾向于在维持治疗后，再长期服用半量维持量，以降低复发率。疗程中须定期随访疗效及反应，症状完全消除，T_3、T_4 降到正常偏低水平时应加服小剂量甲状腺片，以防止甲状腺肿大及突眼恶化；出现粒细胞减少时应加服升白细胞药物，严重者须立即停用抗甲状腺药物。

（2）交感神经阻滞剂：多选用普萘洛尔（心得安），能有效降低心率，并在一定程度上抑制 T_4 在周围组织中向 T_3 转化。常用量为每日 30 mg，分 3 次口服，至心率降至正常后停药。

（3）碘剂：能迅速抑制甲状腺激素的释放，并使增生肿大的甲状腺血液供应减少，质地变硬，主要用于甲亢术前准备及甲状腺危象的治疗。

2. 放射性[131]I 治疗

放射性[131]I 能在甲状腺内高度浓集，并放出 β 射线（射程仅 2 mm），使甲状腺滤泡上皮破坏萎缩，从而产生抗甲状腺作用。

3. 手术治疗

主要适用于中、重度甲亢药物治疗无效或不愿长期服药、甲状腺显著肿大有压迫症状、结节性甲状腺肿伴甲亢者。

三、护理问题

（一）营养失调低于机体需要量
与代谢增高有关。

（二）活动无耐力

与蛋白质分解增加，甲亢性心脏病、肌无力等因素有关。

（三）有受伤的危险

与浸润性突眼有关。

（四）潜在并发症

甲状腺危象。

（五）焦虑

与疾病引起患者情绪激动、精神烦躁不安、病情复杂、病程长等有关。

（六）知识缺乏

缺乏药物治疗知识及自我护理知识。

（七）体液不足

与多汗、呕吐、腹泻有关。

（八）性功能障碍

与内分泌功能紊乱有关。

（九）自我形象紊乱

与突眼、甲状腺肿大等有关。

四、护理措施

（一）一般护理

1. 充分休息，避免过度劳累。重症伴有心功能不全、心律失常者，应卧床休息。

2. 给予高热量、富含糖类、蛋白质和 B 族维生素的饮食，多给予饮料，但禁用浓茶、咖啡等兴奋性饮料。

3. 患者出现甲状腺危象时，应设专人护理，立即给予氧气吸入，并立即建立静脉输液通道，遵医嘱用去甲肾上腺素点滴维持血压。有脱水休克，按休克护理，高热者用物理降温，谵妄者加床栏保护。同时注意尿量，观察体温、脉搏、血压的变化。

4. 做好皮肤护理，保持皮肤的清洁干燥。及时擦干汗液，更换被服。

5. 加强精神护理，对患者体贴关心，随时了解患者思想，尽量满足患者身心两方面的护理需要，解除其焦虑与紧张情绪，避免精神刺激和过度兴奋，使患者能处于接受治疗的最佳的心理和生理状态。

（二）病情观察与护理

1. 严密观察体温、脉搏、呼吸和心率等变化，观察有无甲状腺危象发生。如发现患者持续高热、心率快、躁动不安、谵妄、血压上升、呕吐、腹泻、大汗淋漓等症状，应及时通知医师。

2. 对心律失常的患者，测脉搏时应注意脉律，并测 1 分钟，发现异常应及时通知医师处理。

3. 腹泻时给含纤维素少、易消化的食物。观察大便次数。

4. 应用卢戈氏液碘剂等治疗时，应准确掌握剂量，注意中毒反应；应用甲或丙硫氧嘧啶、甲巯咪唑药物等，注意有无粒细胞减少和药物疹等反应，若伴药物热和肠胃道反应应通知医生避免发生剥脱性皮炎和中毒性肝炎；掌握基础代谢率和甲状腺摄[131]碘率的试验前准备及其临床意义。对需服[131]碘和手术治疗患者，应及时与有关科室联系，做好转科工作。对眼球突出、眼睑不能闭合者应经常点眼药水、涂眼药膏或生理盐水纱布湿敷，以保护角膜和球结膜，预防损伤、感染和溃疡。

五、健康教育

1. 指导患者保持身心愉快，避免精神受刺激，建立良好的人际关系，并提供良好的社会支持系统。维持充足的睡眠时间，避免过于劳累，以免加重病情。

2. 向患者解释长期服药的重要性，指导患者按时服药，定期到医院复查，如服用抗甲状腺药物者应每周查血象 1 次，每隔 1～2 个月作甲状腺功能测定。讲解使用甲状腺抑制剂的注意事项，如需定期检查甲状腺大小、基础代谢率、体重、脉压、脉率，密切注意体温的变化，观察咽部有无感染，如出现高热、恶心、呕吐、腹泻、突眼加重等应及时就诊。

3. 妊娠期甲亢患者，在妊娠期间及产后力争在对母亲及胎儿无影响的条件下，使甲状腺功能恢复正常，妊娠期不宜用放射性碘和手术治疗，抗甲状腺药物的剂量也不宜过大，由于抗甲状腺药物可从乳汁分泌，产后如需继续服药，则不宜哺乳。

（于红）

第二节　糖尿病

糖尿病（DM）是一组代谢病，主要由于胰岛素分泌及作用缺陷，或两者同时存在所引起的糖、蛋白质、脂肪、水和电解质等一系列物质的代谢紊乱，临床以高血糖为主要特征，久病可引起多个系统损害。

一、护理评估

（一）病因和发病机制

1. 1 型糖尿病

（1）遗传因素：1 型糖尿病的发病与遗传有一定关系，据对单卵双生子的研究，糖尿病的共显性接近 50%。近年来研究发现，此型糖尿病与某些特殊的 HLA 型别有关。目前发现此型糖尿病患者群中 HLA－DW$_3$、DW$_4$、B$_8$、B$_{15}$、DR$_3$ 等抗原的发生频率显著高于正常人群，相反，HLA－DW$_2$、DW$_7$ 等的存在则可能对糖尿病的发病有一定保护性。

（2）病毒感染：1 型糖尿病与病毒感染关系密切。如柯萨奇病毒、腮腺炎病毒、脑炎及心肌炎病毒感染，可直接或激发自身免疫反应损害胰岛 β 细胞，使胰岛素分泌减少。已成功地制造出了病毒感染导致 1 型糖尿病的动物模型。

（3）自身免疫：90% 新发的 1 型糖尿病患者血浆中存在胰岛细胞抗体（ICA），胰腺病理检查常发现酷似自身免疫性疾病病理改变的胰岛炎，以上改变均支持自身免疫反应在此型糖尿病的发病机制上起重要作用。

2. 2 型糖尿病

2 型糖尿病的病因和发病机制尚未完全阐明，现扼要叙述如下：

（1）遗传因素：2 型糖尿病在不同种族中患病率差别很大，有明显的家族史，同一家族中有 2 人以上发生糖尿病并不少见。有报道同胞中 38% 发生糖尿病或糖耐量异常，而子女中有 1/3 发生糖尿病或糖耐量异常，同卵孪生成长后一个患糖尿病，另一个亦在 5 年内发生糖尿病的概率为 95%，说明遗传因素决定疾病的易感性和共显性，但是糖尿病的遗传方式多样化，有显性遗传、隐性遗传、X 染色体伴性遗传，还有多基因遗传，形成遗传异质性。

（2）环境因素：包括肥胖、摄食过多、体力劳动强度减低、城市现代化生活方式等均可使易感人群的糖尿病患病率显著增加。

（二）临床表现

患者多有多食、多饮、多尿、体重减轻、伤口愈合不良、经常感染等主诉。应详询其生活方式、饮食习惯、食量，有无糖尿病家庭史，体重，妊娠次数。有糖尿病慢性并发症者心血管、神经系统等体检可见异常。酮症酸中毒者呼吸深大伴脱水体征和意识改变。

1. 代谢紊乱综合征

血糖升高因渗透性利尿作用而引起多尿、口渴和多饮。患者体内葡萄糖不能利用、蛋白质和脂肪消耗增多，引起乏力、体重减轻。为了补偿损失的糖分，维持机体活动，需多进食物，逐形成典型的"三多一少"表现。1 型糖尿病起病较急、病情较重、症状明显或严重。2 型糖尿病起病缓慢，病情相对较轻，或出现餐后反应性低血糖。部分肥胖患者起病后也会体重减轻。许多患者有皮肤瘙痒，尤其是外阴瘙痒。高血糖时可由于眼房水与晶状体渗透压的改变而引起屈光改变以致视物模糊。

2. 糖尿病慢性病变

（1）糖尿病眼病：糖尿病病史超过 10 年患者半数以上出现视网膜病变，严重者可因视网膜剥离而导致失明。其他还常有动脉硬化眼底改变及屈光不正、白内障、青光眼、虹膜睫状体病变等。

（2）心血管病变：大、中动脉粥样硬化主要侵犯主动脉、冠状动脉、大脑动脉、肾动脉和肢体外周动脉等部位，引起冠心病、缺血性或出血性脑血管病、肾动脉硬化、肢体动脉硬化等。

（3）肾脏病变：主要为肾小球微血管病变（肾小球硬化症）、肾动脉硬化及肾盂肾炎等病变，糖尿病病史超过 10 年，多数将并发肾病变，为 1 型糖尿病患者死亡的首位原因。早期仅有微量蛋白尿、管型及少量白细胞，典型患者可呈肾病综合征样表现，最终肾功能减退以至衰竭。

（4）糖尿病眼病：糖尿病肾病是糖尿病最常见的慢性并发症之一，常与视网膜病变、神经病变同时存在，称为"三联病症"。临床表现为蛋白尿、水肿、低蛋白血症、血浆蛋白下降、血压升高，严重者可出现肾功能衰竭。

（5）糖尿病神经病变：神经系统任何部分均可受累，以多发性神经炎最常见，其次为自主神经病变如瞳孔缩小且不规则、对光反射消失、调节反射存在、无汗、少汗或多汗、心动过速、体位性低血压、饭后和午夜腹泻、便秘、尿潴留、尿失禁、阳痿等。

（6）糖尿病与脑血管病：在糖尿病合并脑血管病时，成为糖尿病的重要危险因素。其发病不受性别、年龄限制。其中缺血性脑血管病发生率明显高于出血性脑血管病。

（7）皮肤、关节病变：可发生皮下出血和淤斑，足部缺血性溃疡和疼痛以及营养不良性关节炎，受累关节可出现广泛骨质破坏和畸形。

（8）其他：皮肤有癣、疖、痈发生而非好发季节；结核，中年以后初发肺结核，对抗痨治疗疗效不满意，易形成空洞，发病率比正常人高 3 ~ 5 倍；反复尿路、胆道感染；皮肤瘙痒，尤其是外阴瘙痒及真菌性阴道炎；牙周炎、齿龈脓肿等。

（三）实验室及其他检查

1. 尿糖测定

尿糖阳性是诊断糖尿病的重要依据，24 小时尿糖总量通常与代谢紊乱程度相一致，因而也是判断治疗效果的一个指标。但肾糖阈升高时，血糖虽已轻度或中度升高，尿糖仍可阳性。

2. 血糖测定

空腹及饭后血糖升高是诊断糖尿病的主要依据。空腹静脉血糖的正常值为 3.3 ~ 5.6 mmol/L 全血，或 3.9 ~ 6.4 mmol/L 血浆。

3. 口服葡萄糖耐量试验

为确诊或排除糖尿病而空腹或饭后血糖未达到糖尿病诊断标准者，须进行口服葡萄糖耐量试验。

4. 胰岛素释放试验

反映胰岛 β 细胞贮备功能，用于诊断糖尿病前期、亚临床期，并对糖尿病分型有意义。

5. 糖化血红蛋白测定

反复测定用于判断对糖尿病的控制程度。此法正常值为 10.89 ± 2.11%。微柱法平均 6.9 ± 0.66% 糖尿病者可升高。

6. 糖化血浆蛋白测定

正常值为 3.70 ± 0.63 μmol HMF/gpr，范围 2.2 ~ 4.9，糖尿病患者可升高为 9.67 ± 4.0（范围 3.8 ± 2.82）。

7. 其他

C 肽释放试验、血脂、尿比重、尿蛋白、尿酮体、血酮体、血液流变学、肾功能测定、CO_2CP、血 pH 值、血渗透压、心电图、眼底、肌电图等。

二、治疗要点

（一）治疗原则

1. 必须个别化，具体情况，具体处理。

2. 每一例都必须控制饮食，大部分病例除心、肺、肾功能不全者外，均应作适当体力活动。

3. 指导患者及家属，会观察病情，会适当用药。

（二）治疗方法

1. 糖尿病教育

糖尿病教育的内容包括对医疗保健人员和患者及其家属进行宣传教育，提高医务人员综合防治水平，将科学的糖尿病知识、自我保健技能深入浅出的教会患者，使患者了解治不达标的危害，医患长期密切合作，完全可以达到正常的生活质量。

2. 饮食治疗

饮食治疗是糖尿病治疗的基础，应严格和长期执行。1 型糖尿病患者，在合适的总热量、食物成分、规律的餐次等要求的基础上，配合胰岛素治疗，有利于控制高血糖和防止低血糖的发生。2 型糖尿病患者，尤其是超重或肥胖者，饮食治疗有利于减轻体重，改善高血糖、脂代谢紊乱和高血压，减少降糖药物的应用剂量。

3. 运动锻炼

参加适当的体育运动和体力劳动，可增加胰岛素敏感性，促进糖的利用，减轻胰岛负担，使血糖下降，消除血脂，减轻体重，改善生理状况，对2型肥胖患者，尤应鼓励运动和适当体力劳动。

4. 自我监测血糖（SMBG）

SMBG是近10年来糖尿病患者管理方法的主要进展之一，为糖尿病患者和保健人员提供一种动态数据，应用便携式血糖计可经常观察和记录患者血糖水平，为调整药物剂量提供依据。

5. 口服降糖药物治疗

（1）磺脲类：此类药物直接刺激 β 细胞释放胰岛素，增强周围组织中胰岛素受体作用和减少肝糖输出。其降糖机制包括胰内和胰外两个部位的作用。现已清楚，在胰岛 β 细胞膜上存在磺脲类药物的特异性受体。第一代磺脲类有甲苯磺丁脲（D860）和氯磺丙脲，目前较少用。目前常用的第二代磺脲类降糖药更适合老年患者。第二代磺脲类降糖药与第一代相比，其特点为作用强、剂量小、副作用相对小。老年人糖尿病患者宜用那些作用较温和、作用时间较短者。而且从小剂量开始。如果血糖控制不好，可以加用胰岛素而进行磺脲类药物加胰岛素的联合治疗或全改胰岛素治疗。

（2）格列奈类促胰岛类分泌剂：目前应用于临床的药物包括瑞格列奈和那格列奈。

（3）双胍类：主要通过增加周围组织对葡萄糖的利用而发挥降血糖疗效，并有肯定的降血脂作用和确切的减肥功效。其降血糖作用温和，不产生低血糖反应。

常用药物有两种：

苯乙双胍（降糖灵）：每片 25 mg，每日 2~3 次，极量为每日 150 mg。主要副作用为胃肠道反应及诱发乳酸性酸中毒，每日用量控制在 75 mg 以下时常可避免。

二甲双胍：每片 0.25 g，每日 2~3 次，极量为每日 3 g。副作用小，被推荐为肥胖型糖尿病患者的首选降糖药物。

（4）α—葡萄糖苷酶抑制剂：此类药物有阿卡波糖，作用机理是通过抑制小肠黏膜上皮细胞表面的 α 葡萄糖苷酶（如麦芽糖酶、淀粉酶、蔗糖酶）而延缓碳水化合物的吸收，降低餐后高血糖。可作为 2 型糖尿病的第一线药物，尤其适用于空腹血糖正常而餐后血糖明显升高者。此药可单独用药，也可与磺脲类或双胍类合用，还可与胰岛素合用。剂量：25 mg，每日 3 次，在进食第一口饭时服药，若无副作用，可增至 50 mg，每日 3 次。最大剂量可用至 100 mg，每日 3 次。

6. 胰岛素治疗

是补充胰岛素分泌不足的替代疗法。

适应证：①胰岛素依赖型糖尿病；②非胰岛素依赖型糖尿病经饮食治疗和（或）口服降糖药治疗疗效不佳者；③施行外科大手术前后；④合并妊娠及分娩前后；⑤并发酮症酸中毒、乳酸性酸中毒、高渗性昏迷、严重感染、活动性肺结核以及急性心肌梗死、脑血管意外等严重并发症者。

应用胰岛素治疗时，一般均首选 RI，以便于调整剂量：根据前一日的血、尿糖水平，调整当日的胰岛素剂量，根据下一餐前的血、尿糖水平，调整上一餐前的胰岛素剂量。当病情稳定，所需剂量试明后，可改用下述强化胰岛素治疗方案（括号内为 1 次注射剂量比数）：早餐前注射 RI（2/9）与 NPH（4/9）的混合剂，晚餐前注射 RI（1/6），睡前注射 NPH（1/6），亦可将晚餐前 RI 与睡前 NPH 混合于晚餐前一次注射；或者早餐前注射 RI

（4/9）与 PZI（2/9）的混合剂，晚餐前亦注射 RI（2/9）与 PZI（1/9）的混合剂。

由于影响胰岛素剂量的因素复杂多变，应用胰岛素治疗的患者几乎不可避免地要发生低血糖反应。治疗过程中应告诉患者可能发生低血糖反应的情况及其早期症状，养成随身携带甜食的习惯，以便及早摄食使症状缓解。当患者出现难以解释的异常情况、又不能除外低血糖反应时，应立即按低血糖处理（进食、喂糖水或静脉注射葡萄糖），以免发生严重低血糖昏迷。

随着科技的发展，为满足临床治疗的需要，近年又研制出一些胰岛素类似物。快速胰岛素制剂提供快速吸收的胰岛素，可在餐后迅速起效。赖脯胰岛素是将胰岛素 B 链 28、29 位的脯氨酸（Pro）、赖氨酸（LYs）次序颠倒，成为 $LYs^{B28}Pro^{B29}$，使胰岛素分子形成多聚体的特性改变，从而加速皮下注射后的吸收。皮下注射后 15 分钟起效，30 ~ 60 分钟达峰，持续 4 ~ 5 个小时。另一种速效制剂为门冬胰岛素，是 B 链 28 位的脯氨酸由门冬氨酸取代，成为（Asp^{B28}），注射后起效快（10 ~ 20 分钟），40 分钟达峰，高峰持续时间比普通人胰岛素短（3 ~ 5 小时）。长效胰岛素类似物有甘精胰岛素，为 A 链 21 位的门冬氨酸换成甘氨酸，并在 B 链 C 末端加两分子精氨酸（$Arg^{B31}Arg^{B32}$），这一个改变使等电点改变，于注射后在生理 pH 值下，在皮下缓慢吸收，持续 24 小时，无明显高峰。另一种长效制剂 Detemir 是去掉 B 链 30 位的氨基酸，在 B 链 29 位赖氨酸上接一个游离脂肪酸侧链，经修饰后可与血浆白蛋白结合而延长其作用。

胰岛素吸入是一种新的给药方式，主要有经肺、经口腔黏膜和经鼻腔黏膜吸收 3 种方式，以第一种的研究为多，有干粉状和可溶性液态两种，使用时经雾化由肺泡吸收，其应用正在不断研究改进中。

7. 胰腺和胰岛移植

成功的胰腺或胰岛移植可纠正代谢异常，并可望防止糖尿病微血管病变的发生和发展。胰腺移植因其复杂的外分泌处理和严重并发症而受到限制。胰岛移植尚处在临床实验阶段。

三、护理问题

（一）营养低于机体需要量

与物质代谢紊乱有关。

（二）知识缺乏

缺乏对糖尿病基本知识及防治技能的了解。

（三）有感染的危险

与机体防御功能低下有关。

（四）皮肤完整性受损

与皮肤微循环障碍有关。

（五）活动无耐力

与葡萄糖不能被利用、不能有效释放能量有关。

（六）潜在并发症

糖尿病酮症酸中毒和高渗性非酮症糖尿病昏迷。

四、护理措施

（一）一般护理

1. 注意休息，生活规律，睡眠充足，进行适当的运动。

2. 饮食护理是一项重要的基础护理措施，应严格和长期执行使血糖、尿糖恢复正常，并能供给足够的热量和必要的营养成分以保持身体正常代谢平衡，防止减少并发症的发生。

3. 运动可促进体重减轻并维持适当的体重，使胰岛素受体数上升，对胰岛素的敏感性提高；促进葡萄糖进入肌肉细胞，增加肌肉和组织利用葡萄糖，使血糖下降；促使肌肉利用脂肪酸，降低血清甘油三酯、极低密度脂蛋白，提高高密度脂蛋白，从而减少胆固醇，降低血压，有利于预防冠心病、动脉硬化等并发症的发生；改善血液循环与肌肉张力，防止骨质疏松；还可减轻患者的压力和紧张性，使人心情舒畅。运动锻炼的方式：有氧运动为主，如散步、慢跑、骑自行车、做广播操、太极拳、球类活动等，其中步行活动安全，容易坚持，可作为首选的锻炼方式。

4. 介绍主管医生、护士和病区环境及有关规章制度，使患者尽快适应病区环境。

5. 解释糖尿病的临床表现、治疗措施及预后，消除患者的顾虑，保持良好的情绪状态。

（二）病情观察与护理

1. 严重观察酮症酸中毒、低血糖昏迷、高渗性非酮症昏迷的临床表现；注意血糖、尿糖及血酮的变化，若患者出现四肢无力、头痛、头晕、呼出气体呈烂苹果味及恶心、呕吐、烦渴、尿量增多、脱水、意识障碍等，应立即通知医师；严密观察应用胰岛素后出现的低血糖反应，如心慌、脉搏快、出冷汗、面色苍白、饥饿、抽搐及昏迷等，立即通知医师并迅速给患者口服或注射葡萄糖。

2. 严密观察病情变化，熟悉糖尿病急、慢性并发症的临床鉴别。注意患者尿糖、尿酮、血糖、血酮的变化，如发现患者原有糖尿病症状加重，且出现食欲减退、恶心、呕吐、极度口渴及尿量增多，伴有头痛、嗜睡乃至昏迷，应考虑有无酮症酸中毒昏迷或高渗性非酮症昏迷，并及时报告医师处理。

3. 遵医嘱及时采血、留尿，送检尿糖、尿酮、血糖、血酮、电解质及血气等。出现糖尿病酮症酸中毒时，应保持呼吸道通畅。应密切观察和详细记录患者意识状态、瞳孔、血压、脉搏、呼吸等变化，还应注意呼吸道、口腔、泌尿道、皮肤、眼睛、大便、肢体等的护理，防止并发症的发生。

五、健康教育

1. 糖尿病是一种终身性疾病，应帮助患者及其家属掌握有关糖尿病的知识，树立战胜疾病的信心，积极控制血糖，预防慢性并发症的发生。

2. 帮助患者学会监测尿糖，学会胰岛素的注射方法，每日收集 4 次尿做尿糖定性试验。使用胰岛素的患者应学会注射消毒方法、注射方法、胰岛素剂量计算方法及胰岛素保存方法。

3. 掌握饮食控制的具体措施，坚持定时、定量进食。饮食清淡，菜谱应多样化，多食蔬菜。但要避免少吃主食、多吃副食的倾向。血糖控制较好时，可吃少量水果，但应禁烟酒。

4. 服用降糖药时，应指导患者观察药物疗效、不良反应及处理方法。教会患者识别低血糖反应，嘱其随身携带糖果，以备低血糖时食用。注意监测血糖、血压、血脂和体重的变化，定期检查眼底、肾脏及心血管状况等。

（于红）

第七章　神经系统疾病患者的护理

第一节　脑血栓形成

脑血栓形成在缺血性脑血管病中最为常见，是脑供血动脉因动脉粥样硬化、动脉炎等血管壁病变，在多种因素的作用下形成血栓，造成脑局部急性血流减少或中断，神经组织缺血、缺氧、软化和坏死，而出现神经系统功能障碍的一种疾病。

一、护理评估

（一）病因和发病机制

脑血栓形成最常见的病因是脑动脉粥样硬化、高血压、高脂血症和糖尿病等可加速脑动脉硬化。少见原因有动脉壁的炎症，如结核性、梅毒性、化脓性、钩端螺旋体感染、结缔组织病、变态反应性动脉炎等。也可见于血液成分的改变，如真性红细胞增多、血小板增多及血液黏度增加、凝固性增高等。血流动力学异常，如血流速度过缓或血流量过低等，可引起脑灌注压下降而出现急性缺血症状。

脑的任何血管均可发生血栓形成，但以颈内动脉、大脑中动脉为多见，基底动脉和椎动脉分支为次之。当血压降低、血流缓慢和血液黏稠度增高时，血小板、纤维蛋白以及血液红、白细胞逐渐发生沉积，而形成血栓。其次，各种原因的脉管炎，可引起内膜增厚，管腔变窄，亦可引起血栓形成，如常见的钩端螺旋体脉管炎、闭塞性动脉内膜炎、胶原纤维病的血管损害等，此外，颈部外伤、感染、先天性血管变异也可造成脑血栓形成。

（二）临床表现

约1/3病例脑血栓形成前有一过性脑缺血发作史，其发作次数不等，多为2~3次，发生在血栓形成的同一血管或不同血管；发病前数日有头晕、周身无力、肢体麻木、言语不清或记忆力略显下降等。约有60%的患者起病有过度疲劳、兴奋、愤怒和气温突变等诱因，80%在安静状态下发病，其中约1/5在睡眠中发病。

1. 发病症状

常为肢体无力、麻木、言语不清、头晕等，25%~45%的患者有意识障碍，头痛、恶心、呕吐等症状较少见。

2. 局灶症状

脑局灶损害症状主要依赖病损血管的分布和供应区脑部功能而定。

（1）颈内动脉：在眼动脉分出之前阻塞时，常见症状为对侧偏瘫、偏身感觉障碍，优势半球病变时可有失语。如颈内动脉远端血栓影响眼动脉，可出现特征性的病变，即同侧一过性视力障碍和 Horner 征。

（2）大脑中动脉：大脑中动脉主干阻塞出现对侧偏瘫、偏身感觉障碍和同向性偏盲。优势半球受累可出现失语，当梗死面积大症状严重时，可引起颅内压增高、昏迷，甚至可导致死亡。皮质支阻塞时偏瘫及偏身感觉以面部及上肢为重，优势半球受累可出现失语，非优势半球受累可出现对侧感觉障碍等体象障碍。

深穿支闭塞时，内囊部分软化，出现对侧偏瘫，一般无感觉障碍及偏盲，优势半球受损时，可有失语。

（3）大脑前动脉：近端阻塞时因前交通支侧支循环良好可无症状。前交通支以后阻塞时，额叶内侧缺血，出现对侧下肢运动及感觉障碍，因旁中央小叶受累，排尿不易控制。深穿支阻塞时，内囊前肢和尾状核缺血，出现对侧中枢性面舌瘫及上肢轻瘫。双侧大脑前动脉阻塞时，可出现淡漠、欣快等精神症状及双侧脑性瘫痪。

（4）大脑后动脉：大脑后动脉供应大脑半球后部、丘脑及上部脑干。梗死时常见对侧同向性偏盲及一过性视力障碍。优势半球受累除有皮质感觉障碍外，还可出现失语、失读、失认、失写等症状。深穿支阻塞累及丘脑和上部脑干，出现丘脑综合征，表现为对侧偏身感觉障碍，如感觉异常、感觉过度、丘脑痛；锥体外系症状，如手足徐动、舞蹈、震颤等；还可出现动眼神经麻痹、小脑性共济失调。

（5）椎—基底动脉系统血栓：其共同点是脑干和小脑受累，出现交叉性瘫痪、交叉性感觉障碍、多数颅神经麻痹和共济失调症状。

（三）实验室及其他检查

1. 腰穿查脑脊液

多数正常，压力不高，清晰。大面积梗死时压力升高。

2. CT 检查

发病 24～48 小时可见到相应部位低密度梗死灶，梗死后 2～3 周脑软化坏死，CT 平扫呈等密度不易显示，需做增强扫描。后颅窝梗死病灶由于骨性伪影干扰，CT 影像显示欠佳。

3. 磁共振（MRI）

比 CT 具有一定优越性。梗死后任何时候都能显示病灶异常信号影像，可以提供更多的切面影像，脑血管造影无骨性伪影干扰，并能显示后颅窝脑干内的较小病灶。

4. 血流变学指标

血流变学指标异常。

5. 单光子发射型计算机断层摄影（SPECT）

发病后即可见病灶部位呈灌注或减退区或缺损区。

6. 经颅多普勒超声（TCD）

根据收缩峰流速、平均流速、舒张期末流速及脉动指数等衡量颅内主要动脉血管的血流状况，梗死区常出现相应血管多普勒信号减弱或消失。

二、治疗要点

（一）治疗原则

治疗原则是尽快改善脑的血液循环，增加缺血区域的血氧供应，消除脑水肿，减轻脑损伤，防止血栓继续扩延，及早开始功能锻炼，降低致残率并预防复发。

（二）治疗方法

1. 急性期处理

急性期治疗的目的在于尽早地改善脑缺血区的血液循环，减轻脑水肿，促进脑神经功能恢复。

（1）处理脑水肿：对于脑水肿明显，伴有意识障碍者可立即予以吸氧及降颅压治疗。20% 甘露醇 250 mL，加压静脉滴注，每日 1 ~ 2 次，地塞米松每日 10 ~ 15 mg 加入甘露醇中或加于 10% 葡萄糖 500 mL 中静脉滴注，连用 3 ~ 5 天；10% 甘油 250 ~ 500 mL（1.0 ~ 1.2 g/kg），每日 1 ~ 4 次静脉滴注，连用 3 ~ 5 天。

（2）维持适当血压：血压不宜过低。

（3）扩充血容量，降低血黏度：低分子右旋糖酐 500 mL 加复方丹参 16 ~ 24 g 静脉滴注，每日 1 次，视病情需要连用 7 ~ 14

天。然后改为长期口服复方丹参片。

（4）溶栓治疗：脑血栓形成发生后，尽快恢复血供是"超早期"的主要处理原则。超早期是指发病 6 小时以内，应用此类药物首先需经 CT 证实无出血灶，患者无出血素质，并应监测出凝血时间、凝血酶原时间等。常用的溶栓药有：①尿激酶，是国内目前应用最多的溶栓药，可渗入血栓内，溶解新鲜血栓，使梗死血管再通，挽救缺血脑组织，应用越早，再通率越高。②组织型纤溶酶原激活剂（t－PA）：该药是纤溶系统的主要生理激活剂，是一种能迅速消除血栓的第二代溶栓剂。研究表明，它对血凝块有专一性，能选择性作用于血栓局部，不引起全身性纤溶状态；可静脉大剂量使用，无出血并发症。

（5）抗血小板凝聚药：阿司匹林 25～50 mg 每日 1 次；双嘧达莫（潘生丁）25～50 mg，每日 3 次，此外还有磺唑酮、前列腺素 E、盐酸培他定、己酮可可碱等。

（6）抗凝治疗：对临床表现为进展型脑梗死患者，可选择应用抗凝治疗。但有引起出血的副作用。必须严格掌握适应证、禁忌证。对出血性梗死或有高血压者均禁用抗凝治疗。

（7）血管扩张药：目前多数学者认为应用血管扩张药不恰当时，可加重脑水肿或使非病变区和颅外的血管扩张，反而降低了脑病区的血流量，故不主张脑血栓形成患者常规使用血管扩张药。一般认为在发病 24 小时内应用血管扩张药，若病情较轻，无明显脑水肿时，可适当延长应用时间；或者在脑血栓形成发病 2 周后，脑水肿已基本消退，可适当应用血管扩张药。

三、护理问题

（一）躯体移动障碍
与脑梗死压迫神经细胞和锥体束有关。

（二）生活自理缺陷

与偏瘫、认知障碍、体力不支有关。

（三）语言沟通障碍

与脑梗死部位、范围有关。

（四）吞咽困难

与神经肌肉损伤有关。

四、护理措施

1. 急性期应静卧休息，头放平，以改善脑部循环。对于脑水肿明显、伴意识障碍者，可立即予以吸氧及降颅压治疗，如静脉滴注地塞米松、甘露醇等。对血压偏高者，降压不宜过快过低，使血压逐渐降至发病前水平或 150/90 mmHg 左右。血压偏低者头应放平或偏低，可输胶体物质或应用升压药维持上述水平。

2. 注意营养，神志不清或吞咽困难者，可鼻饲，并每日注入足量的富有营养的流质。昏睡者，可喂流质或半流质。食物不宜过冷、过热，喂食时不宜过急，以免引起呛咳或呕吐。

3. 昏迷患者按昏迷护理常规护理。

4. 由于患者长期卧位，要加强皮肤、口腔及大小便的护理，防止压疮的发生。早日进行被动、主动运动，按摩患肢，以促进血液循环。

5. 加强心理护理，由于老年人在病前曾看到过脑梗死后遗症对健康的危害，都存有不同程度的恐惧感，瘫痪和失语是造成自理能力的丧失，给患者增加了精神上的负担，要做好精神护理，安慰、照顾患者，使其积极配合治疗。

6. 密切观察病情变化，注意患者的意识改变、呼吸循环状况、瞳孔大小及对光反射、体温、脉搏、血压等，并详细记录。发现异常，及时报告医生。

7. 应用双香豆素类或肝素等药物抗凝治疗时，应严格执行医嘱，密切观察皮肤、黏膜、大小便、呕吐物，注意有无出血倾向。如有出血立即通知医生。

8. 观察血压变化，备好止血药物，做好输血准备。

9. 使用链激酶或尿激酶溶栓治疗者，注意有无发热、头痛、寒战或其他过敏反应，观察有无出血倾向。如发现异常，及时报告医生处理。

五、健康教育

1. 积极防治高血压、糖尿病、高脂血症、高血黏稠度等脑血管疾病的危险因素，尤其是患高血压的老年人，必须定期监测血压，定期有规律地服用降压药物。高脂血症能促进动脉粥样硬化和血液黏稠度增高等血液流变学变化，所以老年人应定期复查血脂、血糖、胆固醇等。注意劳逸结合，避免过度的情绪激动和重体力劳动。

2. 多食谷类、豆类、蔬菜、水果等高复合碳水化合物、高纤维、低脂肪的食物，少食甜食，戒除烟酒，保持大便通畅。

3. 出院时应注意指导患者避免过度劳累和精神刺激，加强瘫痪肢体功能锻炼，低脂饮食，多吃新鲜蔬菜，坚持语言训练。

（薛红芹　徐玲玲　张亚平）

第二节　脑出血

脑出血指原发性非外伤性脑实质内出血，占脑卒中的20%～30%。急性期脑出血病死率为30%～40%。脑出血中大脑半球出血占80%，脑干和小脑出血占20%。老年人脑出血发病率较高。

一、护理评估

(一) 病因和发病机制

原发性脑出血病因以高血压动脉硬化为主，占脑出血的大多数。高血压和动脉硬化可使脑小动脉形成粟粒状动脉瘤，在血压骤升时，这些动脉瘤可能破裂出血。高血压脑出血80%以上发生于大脑壳核及其邻近内囊，其次是脑桥、小脑与大脑半球皮质下白质区，大多数脑出血起始于壳核，可形成血肿，同时可见脑室积血及蛛网膜下腔出血。可见脑向出血对侧移位及脑干扭曲或脑疝形成，常见的出血部位是脑干、内囊区，血液亦可随下行纤维流入中脑、脑桥。

(二) 临床表现

起病急骤，绝大多数患者出现不同程度的意识障碍，并伴有头痛、恶心、呕吐等急性颅内压增高症状。重症者迅速进入深昏迷，呕吐咖啡状胃内容物，面色潮红或苍白，双侧瞳孔不等或缩小，呼吸深沉，鼾声大作，大小便失禁或潴留。

根据出血部位可相应的出现神经系统症状和体征。

1. 内囊出血

脑皮质凝视中枢受破坏出现头与眼均偏向病灶侧。在出血灶的对侧出现中枢性面神经及舌下神经瘫痪，上下肢随意运动消失，肌张力降低或增高，腱反射开始减低，2周后亢进，腹壁反射、提睾反射减弱或消失。病理反射阳性。偏身各种感觉迟钝或丧失。内囊后部损害至视辐射时，产生偏瘫侧的同侧偏盲，即偏瘫、偏身感觉障碍及偏盲的三偏症状。优势半球受损可出现运动性失语；辅侧半球受损易出现各种体象障碍，如偏侧失认症、偏瘫失语症及多肢幻觉等。

2. 桥脑出血

常有针尖样瞳孔，中枢性高热，深昏迷，病灶侧周围型面瘫，病灶对侧肢体偏瘫，严重者则双侧面瘫与四肢强直性瘫痪。

3. 小脑出血

暴发型者突然死亡。多数突感后枕部剧痛、眩晕、呕吐、复视、步态不稳、眼震，而无肢体瘫痪，病情常迅速恶化进入昏迷。后期因压迫脑干可有去大脑强直发作，或因颅内压急剧升高产生枕大孔疝而死亡。

4. 脑室内出血

昏迷加深，体温升高，瞳孔缩小，呼吸不规则，并常有上消化道出血。

（三）实验室及其他检查

1. 脑脊液检查

脑出血常破入脑室系统而呈血性脑脊液，可占全部脑出血病例的86%～90%，有15%左右的患者脑脊液清晰透明，蛋白增高。脑出血影响下丘脑，可有血糖及尿素氮升高。醛固酮分泌过多可致高血钠症，血液中免疫球蛋白增高。一周后脑脊液为橙黄或淡黄色，2周后脑脊液为清亮。

2. 尿

常可发生轻度糖尿与蛋白尿。有人报道脑出血病例中有16%出现暂时性尿糖增加，38%出现蛋白尿。

3. 颅脑CT检查

CT扫描显示的特征是出血区密度增高，据此可确定脑出血的部位、大小、程度及扩散的方向。急性期可显示脑实质或脑室内血肿，呈高密度块影，血液可扩散至蛛网膜下腔，血肿周围脑水肿呈低密度改变，血肿和脑水肿引起脑瘤效应，以及脑室扩大等脑积水表现。

二、治疗要点

（一）治疗原则

本病的治疗原则是防止继续出血，保持呼吸道通畅，降低颅内压，注意水和电解质紊乱，防止并发症。

（二）治疗方法

1. 就地抢救

急性期一般应在当地组织抢救，尽量减少搬动，如必须搬动，应尽量减少头部震动，以免加重出血。

2. 体位

为减少脑血流量，降低颅内压，应将头部抬高 15° ~ 30°。侧卧位于偏瘫侧唾液及呼吸道分泌物等自然流出。

3. 保持呼吸道通畅

患者常因喉肌松弛、舌根后坠或因大量分泌物流入气管而阻塞呼吸道，可经口腔放置通气管或用拉舌钳将舌头外拉，保持呼吸道通畅。及时吸痰，清除口腔分泌物和呕吐物。雾化吸入。如痰液黏稠，形成痰栓阻塞气道，应及早做气管切开术。

4. 观察生命体征

在发病的头 4 小时内，每小时测血压、脉搏、观察神志、呼吸、瞳孔一次，在 8 小时内每 2 小时测一次，以后则每 4 小时测一次，以便及时了解病情变化，直到病情稳定为止。

5. 吸氧

适当给氧。

6. 头部降温

头部置冰帽及两侧颈动脉处放置冰袋，使头部降温，可减少脑耗氧量，有利于减轻脑水肿及促使脑细胞功能的恢复。

7. 控制高血压

维持血压在发病前原有水平，降低不可过快、过低。舒张压较低，脉压过大者不宜用降压药。血压过高、波动过大，易致继续出血，但血压过低易致脑灌注不良，加重脑水肿。常用利血平0.5 mg 肌内注射或 25% 硫酸镁注射液 5～10 mL 肌内注射。严密观察血压变化。

8. 降低颅内压

减轻脑水肿是脑出血急性期挽救生命的最重要措施。可快速静脉滴注 20% 甘露醇 250 mL（20～40 分钟滴完），每 6～8 小时1 次；也可用 10% 甘油 500 mL 静脉滴注，每日 1～2 次；也可将地塞米松 5～10 mg 加入脱水剂内静脉滴注，使用 5～7 天。能减少脑脊液的生成，降低毛细血管的通透性，抑制垂体后叶抗利尿激素分泌，稳定溶酶体，稳定细胞膜，清除自由基，从而减轻脑水肿。糖尿病、消化道出血者忌用。可合用呋塞米（速尿）。在脱水治疗过程中，要随时调整水、电解质平衡，避免水、电解质平衡紊乱的不良后果。

9. 止血

多数患者凝血机制无障碍，一般认为止血剂无效。但对脑实质内多发点状出血或渗血，特别是合并消化道出血时，可用西咪替丁（甲氰咪胍）0.4 g 静脉滴注，每日 1～2 次。亦可选用 6 - 氨基己酸、酚磺乙胺（止血敏）等。

10. 营养、水和电解质的补充

昏迷时第 1～2 天，禁食，静脉补液，每日补 1 500～2 000 mL，如高热、多汗加量，注意速度要慢，注意补充钾盐。2 天后，如仍昏迷不能进食，可给以鼻饲低盐流质饮食，注意补充热量、维生素，纠正水、电解质酸碱平衡。

11. 控制感

对于昏迷时间较长，部分患者并发感染，针对可能查明的致病菌正确地选用抗生素。

12. 防治并发症

定时翻身、拍背、吸痰，加强口腔护理。尿潴留可导尿或留置导尿管，加强呼吸系统、循环系统、消化系统、泌尿系统、压疮等并发症的防治。

13. 手术治疗

在 CT、磁共振引导下做颅内血肿吸除术。此法仅在局麻下施行，手术本身损害少，对各年龄组及有内脏疾病者均可进行。抽出血肿后，用尿激酶或精制蝮蛇抗栓酶反复冲洗，从 CT 结果看，血肿、脑水肿及脑占位效应可在短期消失，效果显著优于保守治疗，是一个有前途的手术方法。对小脑、脑叶、外囊出血应及时争取手术治疗。脑干的出血禁用。

14. 恢复期治疗

主要是瘫痪肢体的功能恢复锻炼，失活者应积极进行言语训练，应用改善脑循环及代谢的药物，并配合针灸、理疗、按摩、推拿等治疗。

三、护理问题

（一）意识障碍
与脑出血有关。

（二）潜在并发症
脑疝、消化道出血。

（三）生活自理缺陷
与偏瘫有关。

（四）有皮肤完整性受损的危险
与长期卧床、意识障碍、运动功能受损有关。

（五）感染症状
坠积性肺炎、泌尿系感染。

四、护理措施

（一）一般护理

1. 急性期绝对卧床休息。侧卧位，床头抬高 $15° \sim 30°$，头置冰袋。尽量避免移动和不必要的操作，必要时更换体位及治疗或护理时，动作要轻，少搬动头部，翻身角度不宜太大。

2. 急性脑出血患者，发病 24 小时内禁食，24 小时后若生命体征平稳、无颅内压增高症状、无上消化道大出血，可以根据病情给予适当进食或鼻饲。恢复期饮食护理，同本节"脑血栓形成"护理措施。

3. 病室应保持安静，避免声、光刺激，限制探视。

4. 病情危重者发病初 $24 \sim 48$ 小时内避免搬动，12 小时内不大幅度翻身，可以使用气垫床或用海绵圈、棉垫等将受压部位轻轻垫起，每 2 小时变换垫托部位。注意减少头部的摆动。

5. 减少刺激：集中进行各项护理操作，动作轻柔。语言柔和，减少探视，避免患者情绪激动。

6. 预防护理并发症：预防肺部感染、尿路感染、压疮、口腔溃疡、便秘等护理措施同本节"脑血栓形成"护理措施。

7. 预防脑疝：避免用力、屏气及腰穿。保持排便通畅。注意保暖，防止患者剧烈咳嗽、打喷嚏等。对颅内高压者要立即降颅压，并密切观察病情变化。

8. 出院患者嘱其除进行功能训练外，应注意避免情绪激动、剧烈活动、用力咳嗽或排便，以防止血压波动过大而再度发生脑出血。

（二）病情观察与护理

1. 密切观察病情变化，详细记录患者意识、瞳孔、体温、呼吸、血压、脉搏的变化。定时观察瞳孔、意识改变，如昏迷加深、病灶侧瞳孔散大、对光反应迟钝或消失，即为脑疝症状，应立即静脉滴注脱水降颅压药物，同时通知医生进行抢救。

2. 注意呼吸频率、节律及型态，如呼吸由深而慢变为快而不规则或呈双吸气、叹息样、潮式呼吸，提示呼吸中枢受到严重损坏，按医嘱给呼吸兴奋剂。呼吸过速者，注意可能引起碱中毒。

3. 观察心率、心律变化。观察呕吐物及大便的颜色及性质，如呕吐物为咖啡色及大便呈柏油样，应密切观察血压、脉搏变化，并做好输血准备。

4. 密切观察药物疗效及反应，如甘露醇要保持滴速不宜太慢，药液不要外渗。另外，还要及时查血、尿常规及血生化，防止发生水、电解质紊乱及肾功能障碍。同时输液速度不宜太快，以免增加心脏负担，影响颅内压。

5. 需开颅手术清除血肿者，要做好术前准备及术后护理。

6. 恢复期应配合针灸、按摩、理疗等，加强局部肌肉及关节的功能锻炼。

五、健康教育

预防脑出血的发生和再发，关键是控制高血压病，定期监测血压，有规律地接受降压药物治疗等。适当的锻炼身体，如太极拳、太极剑等。平时应生活规律、劳逸结合、心平气和、戒除烟酒，以防止诱发高血压性脑出血。脑出血的急性期病死率虽高，但如能及时抢救，合理治疗，坚持康复训练，半数以上的患者可重获自理生活和工作能力。此外，要教育患者要克服急躁、悲观情绪，预防再次发生脑出血。

（薛红芹　徐玲玲　张亚平）

第八章　妇产科疾病患者的护理

第一节　异位妊娠

正常妊娠时，受精卵着床于子宫体腔内膜，当受精卵于子宫体腔以外着床，称为异位妊娠，是妇产科常见的急腹症之一，若诊治不及时，可危及生命。异位妊娠包括输卵管妊娠、卵巢妊娠、腹腔妊娠、宫颈妊娠等，其中以输卵管妊娠为最常见。故本节主要介绍输卵管妊娠。

输卵管妊娠是妇产科的常见急腹症。根据孕卵在输卵管内着床部位的不同，分为间质部、峡部、壶腹部、伞部妊娠等，其中以壶腹部及峡部妊娠最常见。

一、护理评估

（一）病因

1. 输卵管炎症

为输卵管妊娠的常见病因。炎症后，输卵管黏膜破坏，纤毛受损，病变部位管壁粘连、纤维化和瘢痕形成，使管腔狭窄，蠕动能力降低，影响孕卵在输卵管中的正常运送。输卵管周围的炎性粘连，造成管腔扭曲，使孕卵的运行受到影响，伞端粘连还会影响捕捉孕卵的功能。流产后、产后因一般细菌感染所致的输卵管炎，其病变主要限于输卵管周围组织，结核性输卵管炎的输卵管病变常较严重，治疗后极少能够获得妊娠，即使偶尔受孕，约1/3 为输卵管妊娠。阑尾炎、腹膜炎、盆腔子宫内膜异位症后均可增加异位妊娠的危险率。

2. 既往输卵管手术史

各种输卵管绝育术，术后如再通或形成瘘管，均有导致输卵管妊娠的可能，输卵管妊娠的发生率为 10% ~ 20%。绝育术后复通术、输卵管成形术或输卵管妊娠保守性手术，亦可因瘢痕使管腔狭窄、通畅不良而致病。

3. 输卵管发育不良或功能异常

输卵管发育不良表现为输卵管过长、肌层发育差、黏膜纤毛缺乏，导致受精卵滞留。输卵管的蠕动、纤毛活动以及上皮细胞的分泌均受雌、孕激素调节，若调节失败则影响受精卵的正常运行。精神因素亦可引起输卵管功能异常，干扰受精卵的运行。

4. 与计划生育有关因素

（1）宫内节育器（IUD）的应用与异位妊娠的直接关系仍未被证实。但宫内节育器放置后可能使子宫内膜炎、输卵管炎的发病率增高，尤其是带尾丝的 IUD，使异位妊娠的发病率增加。

（2）多次人工流产后输卵管妊娠的危险性成倍增加，可能也与流产后感染有关。

（3）复合型口服避孕药，无论对宫内、外妊娠都能起到抑制作用。但使用纯孕激素避孕药，排卵功能尚未受到抑制，输卵管的蠕动却发生障碍，使输卵管妊娠的比例明显增加。避孕失败而妊娠时，1/10 为异位妊娠。

5. 受精卵游走

一侧卵巢排卵，受精卵经宫腔或腹腔向对侧输卵管移行，即可在对侧输卵管着床发展成输卵管妊娠。

6. 辅助生殖技术

随着辅助生殖技术的推广应用，输卵管妊娠的发生率有所升高。国外报道因助孕技术的应用所致输卵管妊娠发生率为2.8%~5%。

7. 其他

子宫肌瘤、卵巢肿瘤等压迫输卵管，影响输卵管管腔的通畅，使受精卵运行受阻。另外，输卵管复通术或输卵管成形术后，也可能发生输卵管妊娠。

（二）临床表现

应仔细询问月经史，以准确推断停经时间。注意不要将不规则阴道流血误认为末次月经，或由于月经仅过期几天，不认为是停经。此外，对不孕、放置宫内节育器、绝育术、复孕术、盆腔炎等与发病相关的高危因素予以高度重视。

异位妊娠的临床表现与病变部位、流产型还是破裂型、发病缓急以及病程长短相关。

1. 症状

（1）停经：典型患者常有6~8周的停经史，也有患者表现为短期停经或月经延迟数天，部分患者常将少量阴道流血误认为月经而影响诊断，因此，详细询问病史是必需的。

（2）腹痛：是最常见的症状，性质可为刺痛、撕裂样痛、隐痛等，常突然发作，持续或间歇出现，多位于下腹部。腹痛常先于阴道流血或与阴道流血同时出现，有时可表现为上腹痛、恶心、呕吐，直肠刺激症状等。

（3）阴道流血：量一般较少，色暗红，持续性或间歇性；偶可见血中有小片膜状物。

（4）贫血：因阴道出血或腹腔出血常有不同程度贫血貌，贫血程度与阴道流血量不成正比，并有相应血液检查变化。

（5）休克：大量腹腔内出血可致休克或休克前状态。尤其是输卵管间质部妊娠，由于周围有子宫肌组织，破裂一般较晚，多在 16~18 周，出血多，危及生命。

2. 体征

（1）一般情况：腹腔内出血较多时，呈急性贫血外貌。大量出血时则有面色苍白、四肢湿冷、脉搏快而细弱及血压下降等休克症状，体温一般正常，休克时略低，腹腔内血液吸收时，可稍升高，但不超过 38℃。

（2）腹部检查：全腹有压痛、反跳痛和移动性浊音。腹腔内出血并凝固、机化或与周围组织器官粘连，则可触到包块。

（3）阴道检查：宫颈触、举痛明显。子宫直肠陷窝如有积血，则后穹隆饱满并有触痛。子宫稍大而软。

（三）实验室及其他检查

1. 妊娠试验

放射免疫法测血中 HCG，尤其是 β-HCG 阳性有助诊断。

2. 超声检查

B 型超声显像有助于诊断异位妊娠。阴道 B 型超声检查较腹部 B 型超声检查准确性高。

3. 腹腔镜检查

适用于输卵管妊娠尚未流产或破裂的早期患者和诊断有困难的患者。腹腔内大量出血或伴有休克者，禁行腹腔镜检查。

4. 子宫内膜病理检查

现很少依靠诊断性刮宫协助诊断。诊刮仅适用于阴道流血量较多的患者，目的在于排除宫内妊娠流产。

二、治疗要点

处理原则以手术治疗为主，其次是药物治疗。

（一）手术治疗

应在积极纠正休克的同时，进行手术抢救。近年来，腹腔镜技术的发展，也为异位妊娠的诊断和治疗开创了新的手段。

（二）药物治疗

根据中医辨证施治方法，合理运用中药，或用中西医结合的方法，对输卵管妊娠进行保守治疗已取得显著成果。近年来用化疗药物甲氨蝶呤等方法治疗输卵管妊娠，已有成功的报道。但在治疗中若有严重内出血征象、可疑输卵管间质部妊娠或胚胎继续生长时，仍应及时进行手术治疗。

三、护理问题

（一）体液不足

与腹腔内出血过多有关。表现面色苍白、皮肤湿冷、脉搏细弱、血压下降。

（二）疼痛

与输卵管妊娠流产或破裂，腹腔血液刺激腹膜有关。表现呻吟不止、痛苦表情、被动体位。

（三）恐惧

与剧烈腹痛、腹腔大量出血、急症手术有关。表现极度紧张不安、声音颤抖。

（四）自理能力缺陷

与输卵管妊娠非手术治疗期间限制活动，急症腹部手术后需卧床、输液，术前失血过多、活动无耐力有关。表现不能自己进行清洗、穿戴、进食、如厕等。

四、护理措施

（一）一般护理

1. 向孕妇及家属讲解疾病有关情况及治疗情况，使孕妇正确认识自己的病情并积极配合治疗。提供安静舒适的环境。关心体贴孕妇。

2. 嘱孕妇绝对卧床休息，避免突然变换体位及用力排便等增加腹压的动作；保持大便通畅，防止腹胀及便秘。

3. 及时送检化验单、备血及做好应急手术的准备。

4. 对腹腔大出血的孕妇，嘱立即平卧、保暖，迅速建立静脉通道，遵医嘱及时给予吸氧、输血、输液、补充血容量。

5. 积极配合做好各项检查及阴道后穹隆穿刺。

6. 嘱孕妇禁食，送手术通知单，并按腹部急诊手术常规迅速完成术前准备，如普鲁卡因皮试、备皮、放置尿管等。

(二) 病情观察与护理

1. 注意观察腹痛的性质，如患者突感下腹部一侧撕裂样的疼痛，逐渐扩散到全腹，持续或反复发作，常伴有恶心、呕吐、突然晕厥、肛门坠痛、排便感，下腹部有明显的压痛、反跳痛。常为异位妊娠破裂表现，应立即报告医生，并协助处理。

2. 注意观察体温、脉搏、呼吸、血压，出现休克征象如面色苍白、四肢厥冷、脉搏细弱、周身冷汗、血压下降等表现者应立即报告医生，并迅速做好抢救准备，如输血、输液，抗休克，为挽救患者生命争取时机。

3. 药物治疗早期未破裂型宫外孕，可避免手术带来的并发症，但无论用何种药物治疗异位妊娠，护士均要熟悉药物的副作用及作用机制，并注意监测以下几点：

(1) 连续监测血、尿 HCG 或血 β—HCG 下降情况，一般每周不少于 3 次。

(2) 注意患者血流动力学变化及腹痛、阴道流血情况。

(3) 酌情复查 B 超、血象、肝功、肾功等。

(4) 强调住院用药观察，绝对卧床休息，待病情稳定可轻微活动。

（5）注意营养、卫生，预防感染。

4. 有手术指征需手术治疗者，应按妇产科手术前护理。准备腹部皮肤时，动作须轻柔，切勿按压下腹部。禁止灌肠，以免加重内出血。

5. 手术后执行妇产科手术后护理。

五、健康教育

输卵管妊娠的预后在于防止输卵管的损伤和感染，因此护理工作者应做好妇女的护理保健工作，防止发生盆腔感染。教育患者保持良好的卫生习惯，勤沐浴、勤换衣、性伴侣稳定。发生盆腔炎后，须立即并彻底治疗，以免延误病情。

（林丽丽　隋红叶）

第二节　前置胎盘

妊娠 28 周后，胎盘附着于子宫下段，甚至胎盘下缘达到或覆盖宫颈内口，其位置低于胎先露部，称为前置胎盘。前置胎盘是妊娠中晚期出血性严重并发症。大量一次出血或反复多次出血都可直接危及母子性命。

一、护理评估

（一）病因

可能与下列因素有关：

1. 子宫内膜病变与损伤

如多次流产刮宫、多产、剖宫产及产褥感染等，引起子宫内膜炎或子宫内膜受损，使子宫蜕膜血管生长不全，当受精卵植入时，血液供给不足，为了摄取足够的营养而扩大胎盘面积，伸展到子宫下段。形成前置胎盘。

2. 受精卵发育迟缓

当受精卵到达子宫腔时，其滋养层发育迟缓，尚未具有着床能力而继续下行，着床于子宫下段形成前置胎盘。

3. 胎盘面积过大

如双胎胎盘较单胎胎盘大而伸展到子宫下段。1992 年有报道前置胎盘患者中有流产史者占 72.73%。双胎的前置胎盘发生率较单胎高一倍。

4. 胎盘异常

如副胎盘，主要胎盘虽在宫体部，而副胎盘则可位于子宫下段近宫颈内口处。膜状胎盘大而薄，直径达 30 cm，能扩展到子宫下段，其原因可能与囊胚在子宫内膜种植过深，使包蜕膜绒毛持续存在有关。

（二）分类

按胎盘边缘与子宫颈口的关系，将前置胎盘分为 3 种类型：

1. 完全性前置胎盘

或称中央性前置胎盘，子宫颈内口全部被胎盘组织所覆盖。

2. 部分性前置胎盘

子宫颈内口有部分被胎盘组织所覆盖。

3. 边缘性前置胎盘

又称低置胎盘，胎盘边缘附着于子宫下段，不超越子宫颈内口。

胎盘边缘与宫颈内口的关系，可随妊娠及产程的进展而发生变化。因此，目前均以处理前的最后一次检查为准来决定分类。

（三）临床表现

询问患者阴道流血的时间、出血量及有无腹痛；了解有无妊高征、慢性高血压、外伤史等；了解产次、人流次数、剖宫产史等情况。

1. 症状

前置胎盘的主要症状是妊娠晚期或分娩开始后突发的无诱因、无痛性、反复发作的阴道流血。妊娠晚期子宫开始不规则收缩，子宫下段肌纤维被动伸展，附着在子宫下段及宫颈内口上的胎盘不能相应的随之扩展，胎盘前置部分与其附着处之间发生错位，引起部分胎盘剥离出血，剥离处血液凝固可暂时止血。随着子宫下段继续伸展，剥离部分逐渐扩大，故可多次反复出血，出血量多少不一，间隔时间愈来愈短。

2. 体征

患者一般情况随出血的多少而定，反复出血者可有贫血貌，严重时出现面色苍白、脉搏微弱、血压下降等休克现象。腹部检查：子宫大小与停经周数相符，因子宫下段有胎盘占据，影响胎先露入盆，故先露高浮，约有15%并发胎位异常，尤其为臀位。临产时检查；宫缩为阵发性，间歇期子宫可以完全放松。有时可在耻骨联合上方听到胎盘杂音。阴道检查可在穹隆部与先露之间触及海绵状组织。产后检查胎盘，可见胎盘边缘及部分胎盘有凝块。

（四）实验室及其他检查

1. 超声波检查

B型超声断层能清楚地看到子宫壁、胎头、宫颈和胎盘位置，胎盘定位准确率可达95%。可明确前置胎盘的类型，并可分辨是否合并胎盘植入等。妊娠中期超声检查如发现胎盘位低超过内口，不要过早作出前置胎盘诊断，因随着妊娠进展，子宫下段形成，宫体上升，胎盘将随之上移。

2. 阴道检查

现采用B型超声检查，已很少做阴道检查。阴道检查主要用于终止妊娠前为了明确诊断决定分娩方式，且必须在有输液、输血及手术的条件下方可进行。如诊断已明确或流血过多即无必要做阴道检查。

3. 产后检查胎盘及胎膜

对产前出血的患者，分娩时应仔细检查娩出的胎盘，以便核实诊断。前置部分的胎盘有陈旧血块附着呈黑紫色，如这些改变在胎盘的边缘，而且胎膜破口处距胎盘边缘小于 7 cm 则为部分性前置胎盘。如行剖宫产术，术时可直接了解胎盘附着的部位，此时胎膜破口部位对诊断前置胎盘即无意义。

二、治疗要点

应根据前置胎盘类型、出血量多少、有无休克、孕周、产次、胎位、胎儿存亡、是否临产以及宫颈扩张程度等综合分析，制订治疗方案。

（一）一般治疗

绝对卧床休息，取左侧卧位。吸氧。消毒外阴，置会阴垫。禁肛查、灌肠。做产科检查时，操作务须轻柔，严禁粗暴。观察阴道流血及宫缩情况。监护胎儿情况，包括听胎心、胎儿电子监护、胎动计数。常规化验血、尿、血小板计数，测出凝血时间。B 型超声检查胎盘定位及测胎头双顶径、腹围等以估计胎儿成熟情况。

（二）期待疗法

适用于出血不多，生命体征平稳，产妇一般情况好，妊娠不满 36 周和胎儿存活者。目的是在保证孕妇安全的前提下让胎儿能达到或更接近足月，从而提高胎儿存活率。孕妇应住院观察，绝对卧床休息，增加营养。可给镇静剂如氯氮（利眠宁）10 mg，每日 3 次；纠正贫血可给硫酸亚铁 0.3 g，每日 3 次。偶尔可见宫缩抑制剂。治疗过程中避免阴道检查，做好输血准备，尽量维持妊娠到 37 周以上分娩。血止一段时间后，可轻微活动。在期待治疗过程中，应进行辅助检查，以确定诊断。如是部分性或完全性前置胎盘必须继续住院。

（三）终止妊娠

对阴道大出血或反复出血者，应立即终止妊娠，做好输血及手术准备，根据具体情况，选择终止妊娠的方式。

1. 剖宫产

完全性前置胎盘须以剖宫产终止妊娠，近年来对部分性及边缘性前置胎盘亦倾向剖宫产分娩。由于剖宫产能迅速结束分娩，并能在直视下处理胎盘而迅速止血，对母儿较安全，已成为前置胎盘的主要急救措施及分娩方式。完全性前置胎盘可在孕 36 周、部分性及边缘性前置胎盘可在孕 37 周后终止妊娠，胎儿肺不成熟者可用地塞米松促肺成熟。一旦前置胎盘发生严重出血而危及孕妇生命安全时，不论胎龄大小均应立即剖宫产。

2. 阴道分娩

对低置胎盘（边缘性前置胎盘），宫口已部分开大，头先露，出血不多，估计短时间内即可结束分娩的经产妇，可经阴道分娩。先行人工破膜，以使羊水流出。先露部下降压迫胎盘前置部分止血，并促进宫缩，加速分娩，必要时可静脉滴注催产素。破膜后如产程进展不顺利，仍须及时做剖宫产术。

3. 紧急情况转送时的处理

无手术条件的地方，碰到患者阴道大出血，可静脉输液或输血，并在消毒下进行填塞，暂时压迫止血，并及时护送转院治疗，严禁做肛门或阴道检查。

（四）预防并发症

产后应及时注射宫缩剂，以防产后出血，产褥期应注意纠正贫血，预防感染。

三、护理问题

（一）组织灌注量改变

与前置胎盘所致的出血有关。

（二）有感染的危险

与出血多、机体抵抗力下降及胎盘剥离面大且距宫口近有关。

（三）恐惧

与担心本人及胎儿的预后有关。

四、护理措施

根据病情需立即接受终止妊娠的孕妇，立即安排孕妇去枕侧卧位，开放静脉，配血，做好输血准确。在抢救休克的同时，按腹部手术患者的护理进行术前准备。并做好母儿生命体征监护及抢救准备工作。

（一）接受期待疗法的孕妇的护理

1. 绝对卧床休息，待出血停止后可酌情安排下地轻微活动。

2. 入院后立即检查血型，做好输血及紧急手术的各项准备。

3. 对胎儿进行监护，必要时给母体吸氧。

4. 加强会阴护理，保持外阴清洁，禁止肛门检查和灌肠。

5. 备好母婴抢救药品和器械，做好患者心理护理，消除患者因出血而引起的紧张、恐惧心理，使其积极配合治疗。

6. 行剖宫产时，术前应做好一切抢救准备，术后应加强观察及护理。

（二）病情观察与护理

1. 密切观察病情变化，监测生命体征，注意阴道流血量、色和性质，并完善护理记录。如孕妇出现头晕、腹痛、宫缩、血压或血红蛋白下降，胎心变化等，需及时报告医师。

2. 严密观察与感染有关的体征，如体温、脉搏、子宫的压痛情况、阴道分泌物的性状；认真评估胎儿宫内感染的征象，如出现胎心率加快和生物物理评分下降情况，需及时收集血、尿标本，监测白细胞计数和分类，发现异常及时和医生联系。

五、健康教育

孕妇的心理状况直接影响其血压及疾病的处理过程，护士必须重视评估孕妇的心理状况，予以相应的解释和支持；与孕妇一起听胎心音，解释目前胎儿状况等措施均有助于减轻顾虑，稳定孕妇血压；允许家属陪伴，消除患者的孤独感。此外，提供倾诉的环境和机会，鼓励孕妇说出心中疑虑，有助于稳定孕妇情绪、减少恐惧感；同时，把病情及处理方案及时通知患者和家属并予以必要解释，可获得理解，取得患者的主动配合。

（林丽丽　隋红叶）

第三节　胎盘早剥

妊娠 20 周以后或分娩期正常位置的胎盘在胎儿娩出前，部分或全部从子宫壁剥离称胎盘早剥。胎盘早剥是妊娠晚期严重并发症，具有起病急、发展快的特点，若处理不及时可危及母儿生命。胎盘早剥的发病率：国外平均为 1% ~ 2%，国内为0.46% ~ 2.1%。

一、护理评估

（一）病因

1. 血管病变

胎盘早剥常常并发重度妊娠期高血压疾病、慢性肾炎及慢性高血压。是由于：①底蜕膜螺旋小动脉痉挛引起远端毛细血管壁缺氧及营养障碍，当小动脉痉挛暂时缓解时，这些毛细血管骤然充血而破裂。②底蜕膜小动脉退行性变，血管腔变小或封闭，使蜕膜缺乏营养坏死出血。

2. 宫腔内压力骤然改变

羊水过多破膜时羊水流出过快，双胎妊娠第一胎儿娩出后，宫腔压力突然降低，宫腔体积缩小，子宫突然收缩，胎盘与子宫错位而剥离。

3. 机械性因素

外伤（腹部直接受撞击），外倒转术纠正胎位、脐带过短或脐带绕颈的胎儿下降时，均可引起胎盘早剥。

4. 仰卧位低血压综合征

妊娠晚期或分娩时，孕产妇长时间取仰卧位，增大的子宫压迫下腔静脉，回心血量减少，血压下降，而子宫静脉淤血，静脉压升高，导致蜕膜静脉淤血或破裂，引起胎盘早剥。

（二）分类

根据出血的临床表现，分为 3 种类型。

1. 显性出血（外出血）

底蜕膜出血存在于胎盘边缘，血液沿胎盘与子宫壁间的空隙，经宫颈流出体外。

2. 隐性出血（内出血）

部分胎盘剥离，但胎盘边缘仍然附着；或因胎头已固定入盆，致使胎盘后血液不能外流，积聚于胎盘与子宫壁之间，形成内出血。出血严重时子宫内压力增高，血液渗入子宫肌层，可使子宫肌肉失去收缩力；若渗血深达子宫浆膜层，子宫表面呈紫蓝色，称子宫胎盘卒中，可致产后大出血。

3. 混合性出血

内出血较多，胎盘后血肿逐渐增大，胎盘剥离面也越来广，血液逐渐将胎盘边缘与胎膜和宫壁分离。一部分血液穿过胎膜与宫壁之间，经宫颈流出体外。

（三）临床表现

孕妇在妊娠晚期或临产时突然发生腹部剧痛，有急性贫血或休克现象，应引起高度重视。护士需结合有无妊高征或高血压病史、胎盘早剥史（复发率约10%）、慢性肾炎史、仰卧位低血压综合征史及外伤史等，进行全面评估。

1. 轻型

主要症状为阴道流血，量较多，色暗红，伴轻度腹痛或无腹痛，以显性出血为主，往往多发生于分娩期，产程进展好，贫血体征不显著。若在分娩期则产程进展较快。腹部检查：子宫软，宫缩有间歇，子宫大小与妊娠周数相符，胎位清楚，胎心率多正常，若出血量多胎心可有改变。腹部压痛不明显或仅有局部轻压痛（胎盘剥离处）。产后检查见胎盘母体面有凝血块及压迹。有的病例症状与体征均不明显。仅在检查胎盘母体面时发现凝血块及压迹才诊断胎盘早剥。

2. 重型

以内出血和混合性出血为主。胎盘剥离面超过1/3，形成大血肿，多见于重度妊高征。主要症状为突然发生的持续性腹痛和（或）腰酸、腰痛，其程度因剥离面大小及胎盘后积血多少而不同，积血越多疼痛越剧烈。严重者可出现恶心、呕吐，甚至面色苍白、出汗、脉弱及血压下降等休克征象。阴道可能无或有少量出血，贫血程度与外出血量不相符。腹部检查：触诊子宫硬如板状，有压痛，尤以胎盘附着处最明显。若胎盘附着于子宫后壁，则子宫压痛多不明显。子宫比妊娠周数大，且随胎盘后血肿的不断增大，宫底随之升高，压痛也更明显。偶见宫缩，子宫处于高张状态，间歇期不能很好地放松，因此胎位触不清楚。若胎盘剥离面超过胎盘的1/2或以上，胎儿多因严重缺氧而死亡，故重型患者的胎心多已消失。

（四）实验室及其他检查

1. B 型超声检查

对可疑及轻型患者行 B 型超声检查，可确定有无胎盘早剥及估计剥离面大小。若有胎盘后血肿，超声声像图显示胎盘与子宫壁之间出现液性暗区，界限不太清楚。对可疑及轻型患者的诊断有较大帮助。重型患者的 B 超声像图则更加明显，除胎盘与宫壁间的液性暗区外，还可见到暗区内有时出现光点反射（积血机化）、胎盘绒毛板向羊膜腔凸出以及胎儿的状态（有无胎动及胎心搏动）。

2. 实验室检查

主要了解患者贫血程度及凝血功能。血常规检查了解患者贫血程度。重型胎盘早剥可能并发弥散性血管内凝血（DIC），应行 DIC 的筛选试验（血小板计数、凝血酶原时间、纤维蛋白原测定和 3P 试验）以及纤溶确诊试验（FDP 免疫试验、凝血酶时间及优球蛋白溶解时间等）。急症患者可行血小板计数、全血凝块观察与溶解试验，作为简便的凝血功能监测，以便及早诊断是否并发凝血功能障碍。

二、治疗要点

（一）一般性处理

1. 面罩给氧，开放静脉输液通道，严密观察脉搏、血压，尤其脉压、休克指数、外出血量及尿量，必要时置保留导尿管，动态观察贫血的全身状态及体征，如产妇口渴、四肢发凉、神志恍惚、烦躁、面色苍白等失血征象。实验室血象监测及时为临床提供可靠依据。

2. 宫高监测

为观察内出血量，接触到患者后将宫底高度在腹壁画出印迹，动态观察子宫压力增加宫底升高趋向，如有升高说明胎盘后血肿在加大，内出血在继续，有发展子宫胎盘卒中可能。

3. 产程监测

出血时子宫受激惹可诱发宫缩进入产程，观察宫缩频率、强度、间隔、高宫内压逼使宫口开大情况及胎心变化。由于宫内压力不断增加，物理听诊常不易听到，应采用胎心电子监测，听其胎心音质，观其胎心率图形，判断胎儿宫内缺氧、缺血程度。有条件者应用 B 超动态监测胎盘后血肿，羊水性状及胎动、胎心以准确掌握产程中胎儿病情。

（二）防治休克

患者入院处于休克状态者，应积极补充血容量，给氧吸入。输液选用低分子右旋糖酐 500 ~ 1 000 mL，既补充血容量，又改善微循环，减少微血栓的形成。输新鲜血液，除补充血容量外还应补充凝血因子。

（三）及时终止妊娠

胎盘早剥危及母儿生命，其预后与处理的及时性密切相关。胎儿娩出前胎盘剥离可能继续加重，难以控制出血，时间越长，病情越重，因此一旦确诊重型胎盘早剥，必须及时终止妊娠。

（四）并发症的处理

1. 产后出血的处理

胎盘早剥患者容易发生产后出血，故在分娩后应及时应用宫缩剂如缩宫素、麦角新碱等，并按摩子宫。经各种措施仍不能控制出血，须行子宫切除术。若大出血且血不凝，应考虑为凝血功能障碍。不论阴道分娩或剖宫产术，应用抗生素防止感染。

2. 凝血功能障碍的处理

如出现播散性血管内凝血，致出血不止，应结合实验室检查选用药物，一般需立即输入新鲜血，以纠正血容量和补充凝血因子。症状未见改善可考虑加用纤维蛋白原，在纤溶亢进阶段，则可使用抗纤溶剂如对羧基苄胺、氨甲环酸（止血环酸）和6—氨基己酸等。胎盘早剥者如能及时结束分娩，即去除了病因，使血管内凝血不至于继续发展，故一般不必应用肝素抗凝。

3. 预防肾衰竭

临床观察中应随时注意尿量，若每小时少于 30 mL，应及时补充血容量，每小时少于 17 mL 或无尿时，应考虑有肾衰竭的可能，可用 20% 甘露醇 250 mL 快速滴注，或呋塞米 40 mg 静脉推注，必要时可重复使用，一般多能于 1～2 天恢复。经处理尿量短期内不见增加，血尿素氮、肌酐、血钾等明显增高，二氧化碳结合力下降，提示肾衰竭严重，已出现尿毒症，此时应行血液透析，以抢救产妇生命。

三、护理问题

（一）个人应对无效
与个人对出血和预后无能为力有关。
（二）有胎儿受伤的危险
与胎盘功能障碍有关。
（三）躯体移动障碍
与绝对卧床休息有关。
（四）潜在并发症
出血性休克。

四、护理措施

1. 患者入院后应卧床休息，迅速完成各项实验室检查，配制新鲜血，测量子宫底高度，并应反复检查，以判断病情的发展，备好母婴抢救药品及用物。

2. 当出现产兆时，应给予精神安慰，解除其紧张情绪和恐惧心理。

3. 做好分娩准备，剃去阴毛，清洁外阴，但禁止灌肠，注意尿量变化。

4. 如胎儿尚存活，应予孕妇氧气吸入。孕妇有血压下降、脉搏细弱等休克症状时，应按休克患者护理。

5. 做好新生儿的抢救准备。

6. 如需紧急手术者，迅速做好术前准备。如腹部备皮、留置尿管、输血、输液等。准备抢救药物宫缩剂、纤维蛋白原、肝素、鱼精蛋白、抗纤溶药及冰袋等。

7. 严密监测生命指征并及时记录。

8. 观察阴道流血量、腹痛情况及伴随症状。重点注意宫底高度、子宫压痛、子宫壁的紧张度及在宫缩间歇期能否松弛。

9. 监测胎心、胎动情况，观察产程进展。

10. 疑有胎盘早剥，或破膜时见有血性羊水，应密切观察胎心、胎动情况，观察宫底高度，密切注意生命指征。

11. 在积极抗休克治疗的同时，配合做必要的辅助检查。

五、健康教育

加强产前检查，对妊高征等高危人群加强管理、积极治疗，向孕妇宣传避免腹部外伤的重要性，以预防胎盘早剥的发生。

（隋红叶）

第四节　子宫颈癌

子宫颈癌是女性生殖系统中最常见的恶性肿瘤，大多数患者为鳞状上皮癌，肿瘤在局部生长，多向宫旁组织和盆腔脏器浸润及盆腔淋巴结转移，常见的症状为阴道流血和阴道流液，手术、放射治疗是目前根治宫颈癌的主要手段。早期病例预后良好。

一、护理评估

（一）病因

宫颈癌的发病因素至今尚未完全明了，但大量资料表明，其发病与下列因素有关：

1. 性生活过早

早婚、早年分娩、多产、密产发病率高。18 岁以前有性生活者为性生活过早。早婚指 20 岁以前结婚者，其发病率高，约占宫颈癌患者 50%。未婚及未产妇女宫颈癌发病率明显降低。

2. 性生活紊乱

多次结婚史，发病率高。第二次结婚者宫颈癌发病率为初婚者的 4.5 倍。

3. 慢性宫颈炎

宫颈炎患者发病率为正常人的 4.7 倍。

4. 细菌、病毒感染

可能是诱发宫颈癌的重要因素。近来发现性交感染的某些病毒，如：人类疱疹病毒 Ⅱ 型（HSV - 2）、人类乳头状病毒（HPV）、人巨细胞病毒（CMV）可能与宫颈癌发病有关。宫颈癌患者血清抗 HPV - 2 抗体，阳性率为 80% ~ 100%，正常对照仅 20%；宫颈癌组织中可检查出 CMV 的 DNA 片断。

5. 其他

如性激素失调、男性包皮垢刺激、遗传因素、社会经济状况和精神创伤等因素，也可有一定关系。有报道指出，母亲为安胎在怀孕期间服用己烯雌酚，生下的女儿在成年时容易患子宫颈癌。另外，吸烟、长期服避孕药可能会增加宫颈癌发病的危险。子宫颈细胞发育不良也可以转变为早期癌。

（二）临床分期

采用国际妇产科联盟（FIGO，2000 年）修订的临床分期。

（三）临床表现

1. 症状

早期宫颈癌常无症状，也无明显体征，与慢性宫颈炎无明显区别，有时甚至见宫颈光滑，尤其老年妇女宫颈已萎缩者。有些宫颈管癌患者，病灶位于宫颈管内，宫颈阴道部外观正常，易被忽略而漏诊或误诊。患者一旦出现症状，主要表现为：

（1）阴道流血：年轻患者常表现为接触性出血，发生在性生活后或妇科检查后出血。出血量可多可少，根据病灶大小、侵及间质内血管的情况而定。早期出血量少，晚期病灶较大表现为多量出血，一旦侵蚀较大血管可能引起致命性大出血。年轻患者也可表现为经期延长、周期缩短、经量增多等。老年患者常主诉绝经后不规则阴道流血。一般外生型癌出血较早，血量也多；内生型癌出血较晚。

（2）阴道排液：患者常诉阴道排液增多，白色或血性，稀薄如水样或米泔状，有腥臭味。晚期因癌组织破溃、坏死，继发感染有大量脓性或米汤样恶臭白带。

（3）晚期癌的症状：根据病灶侵犯范围出现继发性症状。病灶波及盆腔结缔组织、骨盆壁、压迫输尿管或直肠、坐骨神经时，患者诉尿频、尿急、肛门坠胀、大便秘结、里急后重、下肢肿痛等；严重时导致输尿管梗阻、肾盂积水，最后引起尿毒症。到疾病末期，患者出现恶病质。

2. 体征

检查时可见宫颈呈糜烂、菜花、结节或溃疡状，但内生型癌肿早期宫颈表面无变化，需做双合诊或三合诊检查。

（四）实验室及其他检查

1. 宫颈刮片细胞学检查

是普查采用的主要方法。刮片必须在宫颈移行带处。涂片后用巴氏染色，结果分为5级：Ⅰ级正常，Ⅱ级炎症引起，Ⅲ级可疑，Ⅳ级可疑阳性，Ⅴ级阳性。Ⅲ、Ⅳ、Ⅴ级涂片必须进一步检查明确诊断。

2. 碘试验

用于识别宫颈病变的危险区，以便确定活检取材的部位，提高诊断率。

3. 氮激光肿瘤固有荧光诊断法

用于癌前病变的定位活检。固有荧光阳性，提示有恶性病变；阴性，提示无恶性病变。

4. 宫颈和宫颈管活体组织检查

是诊断子宫颈癌的主要依据。但应注意有时因取材过少或取材不当，而有一定的假阴性，所以多采用在宫颈碘染色情况下，在着色与不着色交界处多点取检。如宫颈刮片细菌学检查为Ⅲ级或Ⅲ级以上涂片，而宫颈活检为阴性者，应用小刮匙搔刮宫颈管，将刮出物送组织病理学检查。

5. 阴道镜检查

用特制的阴道镜，可将宫颈组织放大数十倍，借以发现肉眼所不能看见的早期宫颈癌的一些表面变化。对于宫颈刮片细胞学检查为Ⅲ级以上者，应立即在阴道镜检查下，观察宫颈表面有无异型上皮或早期宫颈癌病变，并提供活检部位，以提高活检阳性率。

6. 宫颈锥形切除检查

宫颈刮片多次阳性，阴道镜下活检又不能确诊者；或活检为重度异型增生，原位癌或镜下早期浸润者；无条件追踪或活检无肯定结论者，可做宫颈锥切术，并将切除组织分块作连续病理切片检查，以明确诊断。目前诊断性宫颈锥切术已很少采用。

二、治疗要点

应根据临床分期、患者年龄、全身情况、设备条件和医疗技术水平决定治疗措施，常用的方法有手术、放疗及化疗等综合应用。

（一）宫颈上皮内瘤样病变

确诊为宫颈癌 I 级者，暂时按炎症处理，每 3～6 个月随访刮片，必要时再次活检，病变持续不变者继续观察。确认为宫颈癌 II 级者，应选用电熨、激光、冷凝或宫颈锥切术进行治疗，术后每 3～6 个月随访一次。确诊为宫颈癌 III 级者，主张行子宫全切术。年轻患者若迫切要求生育，可行宫颈锥切术，术后定期随访。

（二）宫颈浸润癌

1. 手术治疗

手术适应证仅限于 I_b 至 II_a 期宫颈癌，特别适用于其中的年轻需保留卵巢功能者，合并妊娠者，盆腔内有炎块或伴卵巢肿瘤不宜放疗者，或对放疗不敏感的宫颈腺癌患者。手术范围应根据临床分期、病灶大小、深浅来决定，原则上是既要彻底清除病灶，又要防止因不适当地扩大手术范围而引起的手术后并发症。一般行子宫广泛切除术及盆腔淋巴结清扫术。由于子宫颈癌转移至卵巢的机会极少，年轻患者术时可保留一侧卵巢。对 0～I_a 期要求生育的年轻患者，可做宫颈锥切，定期随访。对年老体弱或有心、肝、肺、肾等脏器严重损害者不宜手术。宫颈癌手术治疗的 5 年生存率，I 期达 97.65%，II 期达 90.5%。

2. 放射治疗

放射治疗适用于各期患者。但有阴道萎缩、狭窄、畸形或子宫脱垂等解剖结构异常，骨髓抑制，急、慢性盆腔炎，并发膀胱阴道瘘或直肠阴道瘘等病变者，则不宜放疗。放疗时尽可能地保护正常组织和器官。子宫颈癌的放射治疗以腔内照射为主。晚期则除腔内之外，体外照射也非常重要。

3. 化学治疗

仅作为辅助治疗，或用于不能承受手术及放射治疗的患者，或复发癌已有远处转移者。治疗宫颈癌最有效的化疗药物为氨甲蝶呤加博莱霉素或博莱霉素加长春新碱及丝裂霉素 C 的联合化疗。

4. 其他治疗

（1）激光治疗：激光不仅有杀伤癌细胞的作用，而且还能产生免疫性，并能提高化疗效果。宫颈癌早期，病灶局限的患者可做局部治疗。近年来，激光已被用于治疗宫颈细胞发育不良。

（2）电灼治疗：局部电灼能使癌细胞加热坏死，并可提高癌对放射和化学药物的敏感性，以达到治疗目的。

（3）冷冻治疗：适用于早期无转移的宫颈癌患者，常选用液氮快速制冷的方法。

三、护理问题

（一）焦虑/恐惧
与宫颈癌的诊断及觉察癌症对生活方式的损害有关。

（二）不舒适
与阴道排液及晚期宫颈癌浸润引起的慢性疼痛有关。

（三）排尿异常
与宫颈癌根治术后影响膀胱正常张力有关。

（四）潜在并发症
低血容量、感染、肾功能衰竭。

四、护理措施

（一）一般护理

1. 早期宫颈癌患者在普查中发现宫颈刮片报告异常时，会感到震惊，常表现为发呆或出现一些令人费解的自发性行为。几乎所有的患者都会产生恐惧感。因此，护士应向患者介绍有宫颈癌的医学常识，介绍各种诊治过程、可能出现的不适及有效的应对措施。为患者提供安全、隐蔽的环境，鼓励患者提问，尽力解除其疑虑，缓解其不安情绪，使患者能以积极态度接受诊治过程。

2. 鼓励患者摄入足够的营养，评估患者对摄入足够营养的认知水平、目前的营养状况及摄入营养物的习惯。注意纠正患者不良的饮食习惯，兼顾患者的嗜好，必要时与营养师联系，以多样化食谱满足其需要，维持体重不继续下降。

3. 指导患者维持个人卫生，协助患者勤擦身、更衣，保持床单清洁，注意室内空气流通，促进舒适。指导患者勤换会阴垫，每天冲洗会阴2次。便后及时冲洗外阴并更换会阴垫。

（二）手术前、后护理

1. 术前护理

（1）执行妇科腹式手术前护理常规。

（2）手术前3天给1:5 000高锰酸钾溶液阴道冲洗，每日1~2次。

（3）手术前2天少渣饮食，手术前1天晚给流质饮食，手术日晨禁食。

（4）手术前1天晚肥皂水灌肠1次，手术日晨清洁灌肠。

（5）手术前1小时准备阴道，用肥皂水棉球擦洗阴道后，用温灭菌外用生理盐水冲洗，再以无菌干棉球擦干，宫颈及穹隆部涂1%甲紫，然后填塞纱布条，其末端露出阴道口外，便于术中取出。

（6）手术前在无菌操作下留置尿管，以无菌纱布包好尿管开口端并固定。

2. 术后护理

（1）执行妇科腹式手术后护理常规。

（2）持续导尿 5~7 天，于第 5 天后开始行膀胱冲洗，每日 1 次，连续 2~3 天，保持尿管通畅，每日更换接管及尿袋，观察尿量及性质。

（3）拔尿管前 2 天改间断放尿，每 2~3 小时开放尿管 1 次，训练膀胱机能。

（4）拔尿管后，根据患者排尿情况适时测残余尿，残余尿量 80 mL 以下者，亦膀胱功能恢复正常。若残余尿超过 100 mL 者，需保留尿管给予间断放尿。

（5）注意保持腹腔负压引流管通畅，观察引流液量及性质，每 6~8 小时抽负压 1 次。48~72 小时可拔出引流管。

（6）密切观察病情变化，观察体温、脉搏、呼吸及血压的变化。按医嘱给予抗生素。如发现异常，应及时通知医师给予处理。

（三）放疗护理

1. 放疗患者的心理支持

患者对放疗不了解，常误认为放疗是不治之症的姑息治疗。在放疗期间由于局部和全身的反应，往往难以完成疗程。护士在患者放疗期间除耐心细致地做好护理工作外，还要给患者以精神的支持，解除患者的思想顾虑。详细叙述放疗的原理和疗效，使患者明白放疗绝不是癌症晚期的姑息治疗，某些肿瘤经过几个疗程的治疗是可以治愈的，并要讲清放疗的效果与患者的身体和心理状态有关，放疗的一些不良反应是可以通过治疗和护理来预防和减轻的，说服患者坚持治疗。

2. 放疗患者的一般护理

放疗患者常出现乏力、疲劳、头晕等全身症状，应嘱患者多休息，有充足的睡眠。饮食上尽可能增加食量，给易消化食品，少食多餐，并辅以各种维生素。放疗患者全身抵抗力较低，易于感染，要保持清洁卫生的环境，所住房间应定时用紫外线消毒等。

3. 注意观察一些特殊症状

放射治疗引起患者血液系统的变化较多，主要因放射线抑制骨髓的造血功能，这与接受放射治疗的剂量、次数、照射面积有关。有白细胞下降、血小板下降、出凝血时间延长，毛细血管通透性增高，因此可以造成出血或大出血。要注意患者有无口腔牙龈出血、鼻出血，注意大便颜色，有无皮下斑点或出血点。若有这些出血倾向，可以输成分血。当白细胞低于 $3.0 \times 10^9/L$ 或血小板低于 $50 \times 10^9/L$、血红蛋白降至 $70 \ g/L$ 以下，以及其他全身反应严重时，应考虑暂停放疗，注射用维生素 B_4、B_6 脱氧核苷酸；或口服利血生、复方核苷酸等。

也有的外照射后出现皮肤瘙痒，是放射皮肤反应，可用无刺激软膏，严重的似灼伤，出现水疱，可将水疱刺破，但不要擦破水疱上皮肤，以防感染，涂以 10% 甲紫等，使其自愈。

4. 对放射治疗反应严重者，或晚期癌接受放疗时，应有特别护理如助翻身防止压疮、照料饮食、床头护理、照顾生活等。

（隋红叶）

第五节　子宫内膜癌

子宫内膜癌起源于子宫内膜，原发于子宫体部，也称子宫体癌。在妇科恶性肿瘤中，子宫内膜癌占 20% ~ 30%，与子宫颈癌、卵巢癌一起并列为最常见的三大妇科癌瘤。

一、护理评估

（一）病因

子宫内膜癌病因尚不清楚，目前认为与下列因素有关：

1. 未孕、未产、不孕

受孕次数低，未产妇比有 5 个孩子的妇女易感性高 3 倍。据日本妇产科学会子宫癌登记委员会报道，年轻宫体癌患者中有 66.4% 为未产妇，更有人认为不孕、无排卵者以及更年期排卵紊乱者，其宫体癌发生率明显高于有正常排卵性月经的妇女，故推测年轻的宫体癌患者多处于长期无排卵的内分泌紊乱状态，这些患者可能与未能被孕激素拮抗的雌激素长期作用有关。

2. 体质因素

内膜癌易发生于肥胖和患高血压、糖尿病的妇女。这些因素是内膜癌高危因素。

3. 与雌激素的关系

多年来无论从临床观察或实验研究已认为子宫内膜癌的发生与雌激素的长期刺激有关：

（1）内源性雌激素：主要来自性腺即卵巢分泌的雌激素。Lucas（1974）报告，在分泌雌激素的卵巢粒层——卵泡膜瘤患者中子宫内膜增生者高达 35%，子宫内膜癌高达 10%，子宫内膜癌常与无排卵型尘血、多囊卵巢综合征、功能性卵巢瘤等合并存在，她们的子宫内膜长期受雌激素刺激而无孕酮拮抗，子宫内膜长期受少量或过多雌激素的刺激可能导致子宫内膜癌的发生。另一种内源性的雌激素是来自性腺外的雌激素，在绝经后妇女，卵巢功能已衰竭，但体内仍有雌激素，这是肾上腺分泌的雄烯二酮，经芳香化而产生的雌酮，体内雌酮的增加容易导致子宫内膜癌。此外，当肝硬化引起肝功能代谢障碍，以至雌激素积蓄，也是易于发生宫体癌的因素。

（2）外源性的雌激素：是指替代疗法时使用的雌激素。更年期妇女如使用雌激素者，其发生子宫内膜癌的相对危险性5倍于不使用者。大宗有代表性的回顾性流行病学研究显示，在应用雌激素的妇女中子宫内膜癌发生的危险性增加4~14倍，且与雌激素应用时间的长短及剂量有关。MCDonald等报告，使用复合雌激素6个月至3年的妇女患宫体癌的相对危险指数是4.9，使用3年以上者为7.9，每日量1.25 mg以上者，其危险指数上升到7.2。

但是，对于雌激素的致癌作用目前仍存有争议，事实也确有许多子宫内膜癌患者并不肥胖，能正常孕育，也从未应用过雌激素等。因此，对于雌激素在子宫内膜癌发生中的确切作用，至今仍在探究。

4. 与子宫内膜增生过长的关系

长期以来已公认子宫内膜癌的发生可能与子宫内膜增生过长有关。但究竟哪一类型的子宫内膜增生过长与子宫内膜癌的发生关系最密切，也是长期以来研究的课题。现已证实子宫内膜癌的发生与子宫内膜腺囊型增生过长关系不大，而与子宫内膜腺型增生过长密切有关，尤其是伴细胞不典型者，关系更为密切。

5. 社会及经济因素

与宫颈癌比较，子宫内膜癌更多发生于中上等社会阶层的妇女。

6. 绝经后延

绝经后延妇女发生子宫内膜癌的危险性增加4倍。子宫内膜癌患者的绝经年龄比一般妇女平均晚6年。

7. 遗传因素

约20%子宫内膜癌患者有家族史。子宫内膜癌患者近亲有家族肿瘤史者比宫颈癌患者高2倍。

（二）分类

按其累及范围和生长方式，分为两类：

1. 局限型

癌变局限于宫壁某部，肿瘤呈颗粒状、小菜花状或小息肉状生长。范围虽小，可浸润深肌层。

2. 弥漫型

癌变累及大部或全部内膜。肿瘤呈息肉状或菜花状生长，可充满宫腔，甚至下达宫颈管，质脆，表面可有坏死、溃疡。如浸润肌层，则形成结节状病灶；如蔓及浆膜层，子宫表面出现结节状突起。

按细胞组织学特征，分为以下几类：①子宫内膜样腺癌，包括腺癌、腺棘皮癌（腺癌合并鳞状上皮化生）和腺鳞癌（腺癌和鳞癌并存），占 80%～90%；②黏液性癌；③浆液性癌；④透明细胞癌；⑤鳞状细胞癌；⑥混合性癌；⑦未分化癌。

（三）临床表现

极早期无明显症状，仅在普查或因其他原因检查时偶然发现，一旦出现症状则多表现为：

1. 阴道流血

主要表现绝经后阴道流血，出血量一般不多，大量出血者少见，或为持续性或为间歇性流血；尚未绝经者则诉经量增多、经期延长或经间期出血。

2. 阴道排液

少数患者诉排液增多，早期多为浆液性或浆液血性排液，晚期合并感染则有脓血性排液，并有恶臭。

3. 疼痛

通常不引起疼痛。晚期癌瘤浸润周围组织或压迫神经引起下腹及腰骶部疼痛，并向下肢及足部放射。癌灶侵犯宫颈，堵塞宫颈管导致宫腔积脓时，出现下腹胀痛及痉挛样疼痛。

4. 全身症状

晚期患者常伴全身症状，如贫血、消瘦、恶病质、发热及全身衰竭等。

体征：早期妇科检查无明显异常，子宫正常大、活动，双侧附件软、无块物。当病情逐渐发展，子宫增大、稍软。晚期偶见癌组织自宫口脱出，质脆，触之易出血。若合并宫腔积脓，子宫明显增大，极软。癌灶向周围浸润，子宫固定或在宫旁或盆腔内扪及不规则结节状块物。

（四）实验室及其他检查

1. 分段性诊刮

是确诊子宫内膜癌最常见、最可靠的方法。先刮宫颈管、后刮宫腔，将刮出物分别标明送病理检查。

2. 宫腔细胞学检查

用宫腔刷或吸管放入宫腔，吸取分泌物查找癌细胞，可作为筛选检查。

3. B超检查

子宫增大，宫腔内见实质不均的回声区，宫腔线紊乱消失，有时见肌层内不规则回声紊乱区，边界不清。

4. 子宫镜检查

可直视宫腔，观察癌肿大小、生长部位、形态，并取活组织送病检。

5. 子宫造影

可估计宫腔肿瘤的类型及范围，同时可显示刮宫不易刮到子宫角处的病变，以及比较疗效。

6. 免疫学诊断

国内陈涤瑕等（1987）报告，检测子宫内膜喷洗液单克隆抗体相应抗原（CA_{125}）值作为一种绝经后妇女子宫内膜癌的辅助诊断方法。其测定结果为：正常子宫内膜喷洗液 CA_{125} 均值，分泌期为 917 kU/L，增生期为 265 kU/L；子宫内膜癌患者的喷洗液 CA_{125} 均值为 731 kU/L；而绝经后妇女由于子宫内膜萎缩，细胞失去活性，故从细胞释放的 CA_{125} 抗原亦减少，其喷洗液 CA_{125} 均值为 126 kU/L，与内膜癌者有显著差异。基于 75% 的子宫内膜癌发生于绝经后妇女，因此，检测子宫内膜喷洗液中 CA_{125} 含量，有可能成为子宫内膜癌的辅助检查方法。

7. 其他

如腹膜后淋巴造影、CT 检查等，均可作为本病的辅助诊断方法。

二、治疗要点

（一）治疗原则

子宫内膜癌的治疗采用手术治疗为主，放疗、化疗或激素治疗为辅的综合治疗方法。

（二）治疗方法

1. 手术治疗

为首选的治疗方法。I 期患者作筋膜外全子宫及双侧附件切除术。II 期患者应行广泛性全子宫切除术及盆腔淋巴结清除术。

2. 手术及放射综合治疗

I_a 期患者腹水或腹腔冲洗液中找到癌细胞或癌已浸润深肌层，淋巴结转移可疑，术后宜加用体外照射（^{60}Co 或直线加速器）。I_b 期子宫大于孕 2 个月者、II 期及部分 III 期患者可在术前先用外照射或腔内照射（^{137}Cs、^{192}Ir 等）。于放射治疗结束后 1~2 周进行手术。

3. 放射治疗

放射治疗包括腔内及体外照射，可用于手术前后加用放射治疗。术前放射治疗，可使子宫体缩小，降低癌细胞活性，减少炎症和扩散机会，以利手术治疗取得良好的效果，术前放射治疗还可减少复发，提高5年生存率。术后采用体外照射者较多，主要为补充手术之不足或估计切除不彻底，瘤组织分化不良，或已有深肌层浸润者。对不适合手术或较晚期的子宫内膜癌患者也可给予单纯放射治疗，其方法同宫颈癌，但宫腔照射量可略高。

4. 化学治疗

晚期不能手术或放疗或治疗后复发的病例，可考虑应用抗癌化学药物。常用有效抗癌药物首选阿霉素。其他药物有顺铂、长春碱、烷化剂等，化疗药虽曾用于晚期或复发癌，或手术的综合治疗，但疗效并不显著，有待进一步探索。

5. 激素治疗

多用于晚期及复发病例或肿瘤雌、孕激素受体阳性者的术后预防用药。

三、护理问题

（一）焦虑

与住院及手术有关。

（二）知识缺乏

缺乏子宫内膜癌相关的治疗、护理知识。

四、护理措施

（一）一般护理

1. 为患者提供安静、舒适的睡眠环境，减少夜间不必要的治疗过程。教会患者应用放松等技巧促进睡眠，必要时按医嘱使用镇静剂以保证患者夜间连续睡眠7~8小时。

2. 加强心理护理，鼓励患者及其家属讨论有关疾病及治疗的疑虑，耐心解答。缓解其焦虑程度，增强治疗信心。

3. 给予化学治疗者，要注意观察药物的疗效及副作用。接受盆腔内放疗者，事先灌肠并留置导尿管，以保持直肠、膀胱空虚状态避免放射性损伤。腔内置入放射源期间，保证患者绝对卧床，但应学会床上肢体运动方法，以免出现长期卧床的并发症。

（二）手术前、后护理

行手术治疗者，严格执行腹部及阴道手术护理活动。术后6~7天阴道残端羊肠线吸收或感染可致残端出血，需严密观察并记录出血情况，此间患者应减少活动。

五、健康教育

1. 普及防癌知识，对40岁以上妇女应定期做妇科检查，尤其是绝经后妇女有不正常的阴道排液增多或不规则的阴道流血时，应立即就诊。

2. 平时应注意控制饮食和体重，控制外源性雌激素药物的剂量，尤其应避免长期应用。对于不孕、肥胖，并患有高血压、糖尿病的妇女，应提高警惕。

3. 对更年期综合征、功能性子宫出血患者，应慎用雌激素治疗。以免用药不当引起子宫内膜过度增生。对于已经出现子宫内膜增生的患者，宜及时应用孕激素。

4. 密切随访及治疗子宫内膜癌的前驱病变，尤其是腺瘤样增生及不典型增生，以防癌变。子宫内膜癌的预后一般较好，总的5年治愈率为55%~60%，原位癌和腺瘤样增生治愈率近100%，能被适当治疗的Ⅰ期癌患者，治愈率一般为70%~75%。因此早期诊断、早期治疗尤其重要。

5. 无论是手术、放疗、化疗或综合治疗后的子宫内膜癌患者均需密切随访，定期检查，发现异常及时处理。

（栾梅桦　林丽丽　隋红叶）

第六节　绒毛膜癌

绒毛膜癌是滋养细胞疾病中恶性程度最高的一种。早期就可通过血行转移至全身，破坏组织或器官。患者多为育龄妇女，其中50%继发于葡萄胎，少数发生于足月产、流产及异位妊娠后。绒毛膜癌也可发生于绝经后的妇女，这是因为滋养细胞具有可隐匿多年的特性。

一、护理评估

（一）病理

绒毛膜癌多发生在子宫，也有子宫内原发病灶已消失而只有转移灶表现。大体见子宫增大，质软，癌肿在宫壁形成单个或多个肿瘤，呈深红、紫或棕褐色。它可突入宫腔或穿破宫壁而至阔韧带或腹腔。癌肿质脆，极易出血，宫旁静脉中往往发现癌栓。卵巢也可形成黄素囊肿。

镜下表现为滋养细胞极度不规则增生，分化不良并侵入肌层及血管，周围大片出血、坏死，绒毛结构消失。

（二）临床表现

1. 病史

有葡萄胎、流产、足月产或异位妊娠病史。有葡萄胎排空史者，排出在1年以后发生恶变者，多为绒癌。有流产或足月产史者，先行妊娠至绒癌发病的时间在3个月以内者占44%，1年以内者为67.2%，1年及1年以上者为32.8%。

2. 症状及体征

（1）阴道流血：表现为产后、流产后，尤其在葡萄胎刮宫手术后有不规则阴道流血，量多少不定，如果原发灶消失而仅有转移灶者，可以无阴道流血，甚至闭经。也可表现为一段时间月经正常，以后发生闭经，然后阴道流血。

（2）假孕症状：由于增生的滋养细胞分泌 HCG 及雌孕激素的作用，乳头、外阴色素加深，阴道及宫颈黏膜着色，并有闭经、乳房增大、生殖道变软等症状。

（3）盆腔包块及内出血：因增大子宫或阔韧带内血肿形成或增大的黄素囊肿，患者往往有下腹包块，也可因原发灶消失，子宫不增大，黄素囊肿也不如葡萄胎时明显。如肿瘤穿破子宫壁时，可引起大出血。

（4）腹痛：癌组织侵蚀子宫壁或子宫腔积血所致。也可因转移所致。

（5）转移灶表现：基本与侵蚀性葡萄胎相同，但症状更严重，破坏性更强。肺部最多发，阴道次之。脑转移常继发于肺转移之后，是死亡的主要原因。

（三）实验室及其他检查

1. HCG 测定

一般情况下，葡萄胎清除后 84～100 日、人流后 30 日、自然流产后 19 日、足月产后 12 日、异位妊娠手术后 8～9 日，血 β-HCG 值应降至正常水平。若超过上述时间 β-HCG 仍持续高值或有上升，结合临床应高度怀疑绒毛膜癌或侵蚀性葡萄胎。

2. 影像学检查

B 超及彩色多普勒血流显像对子宫病灶有诊断价值。胸片、CT、MRI 等对肺、脑、肝、肾等处转移灶具有重要的诊断价值。

3. 病理检查

根据有无绒毛结构鉴别绒毛膜癌或侵蚀性葡萄胎。

二、治疗要点

（一）治疗原则

以化疗为主，手术和放疗为辅。但手术治疗在控制出血、感染等并发症及切除残存或耐药病灶方面仍占重要地位。化疗前要作出正确的临床分期和预后评分，配合中医药辨证论治，可增强疗效，减轻化疗副反应。

（二）治疗方法

1. 化疗

恶性滋养细胞肿瘤的化疗与其他肿瘤不同，为保证疗效，宜采用大剂量用药方法。

2. 手术治疗

对控制大出血等各种并发症、消除耐药病灶、减少肿瘤负荷、缩短化疗疗程等方面有一定作用，在一些特定的情况下应用。手术方式有子宫切除术、病灶切除术、肺叶切除术等。

3. 放射治疗

目前应用较少，主要用于脑转移和肺部耐药病灶的治疗。

患者治疗结束后应严密随访，第一年每月随访 1 次，1 年后每 3 个月 1 次直至 3 年，以后每年 1 次，共 5 年。随访内容同葡萄胎。随访期间应严格避孕。

三、护理问题

（一）恐惧与焦虑

与病情恶化面对死亡有关。

（二）个人应对无效

无力解决疾病和治疗而带来的一系列问题。

（三）有体液不足的危险

与食欲下降和化疗所致的副作用有关。

（四）有围手术期损伤的危险

与食欲下降和化疗所致的副作用有关。

四、护理措施

1. 做好心理护理，护理人员应积极做好患者的思想工作，给予同情，增强其信心，纠正消极的应对方式，积极配合治疗。

2. 积极处理，减轻不适，重视患者的主诉如疼痛、化疗副反应等，积极采取措施，减轻症状，尽可能满足患者的合理要求。

3. 给予营养丰富、易于消化的饮食。鼓励患者多进食，以增强体质。化疗期间药物反应重，必要时改特别饮食。

4. 化疗主要由静脉给药，静脉穿刺频繁，应注意保护和合理使用静脉。宜自肢体远端的细小静脉开始，采用头皮针穿刺，保留 1~2 条较大静脉以备抢救用。

5. 化疗患者应注意口腔护理。出现口腔溃疡可用 1∶5 000 呋喃西林液含漱，局部涂甲紫、冰硼散、口炎散等。口腔溃疡严重时，除每日口腔护理外，应给柿霜、金达液涂局部，疼痛严重，用 0.5%~1% 丁卡因或 2% 利多卡因 1~2 滴，滴在口腔溃疡面上，可起到短时麻醉作用而止痛。

6. 出现恶心、呕吐、腹泻等胃肠道症状，应及时报告医生。腹泻严重者根据医嘱服用药物。

7. 出现脱发和皮肤色素沉着时，应向患者做解释。说明停药后可逐渐恢复，以消除顾虑。

8. 严密观察腹痛及阴道流血情况，记录出血量。出血多者观察生命体征，阴道大量出血或剧烈腹痛常提示伴有内出血，可能为癌肿穿破子宫，应立即通知医师处理。

9. 接受化疗者给予化疗护理，化学药物能抑制骨髓造血功能，降低白细胞、血小板等。当血小板减至 $(50~100)\times10^9/$

L、白细胞降至 3×10^9/L 时，应停药。白细胞继续下降至 1×10^9/L 时，要采取急救措施。

（1）移至单间，实行保护性隔离。

（2）绝对卧床休息，加强生活护理。

（3）立即抽血做配血试验，给予输血，并严密观察输血反应。

（4）按医嘱给予升白细胞药物，应用抗生素防治感染。

（5）出现鼻出血时，嘱患者安静，立即通知医师处理。

（6）高热者给予物理降温。

10. 观察转移症状，出现时应及时通知医师，并按相应的护理（详见侵蚀性葡萄胎有关内容）。

11. 施行手术切除病灶者，执行妇科手术前后的护理。

五、健康教育

鼓励进食，提供患者喜欢的食谱，经常换口味。有转移灶症状出现时，应卧床休息，待病情缓解后再适当活动。节制性生活并落实避孕措施，有阴道转移者严禁性生活。

（栾梅桦　隋红叶　林丽丽）

第九章　儿科疾病患儿的护理

第一节　新生儿颅内出血

新生儿颅内出血是因缺氧或产伤引起的脑损伤，早产儿发病率较高，预后较差，应积极防治。

一、护理评估

（一）病因和发病机制

1. 缺氧缺血

产前、产时及产后一切引起胎儿或新生儿缺氧、缺血的因素如脐带绕颈、胎盘早剥、窒息等都可导致颅内出血，以早产儿多见。缺氧及缺血可直接损伤毛细血管内皮细胞，使其通透性增加或破裂出血，同时也可因损伤脑血管自主调节能力而出血；缺氧还可引起脑室管膜下生发层基质的出血，并可引起脑室内出血。

2. 产伤

以足月儿多见，因胎头过大、头盆不称、急产、使用高位产钳和吸引器助产等，使胎儿头部挤压变形而导致大脑镰、小脑天幕撕裂而引起硬脑膜下出血。大脑表面静脉撕裂常伴有蛛网膜下腔的出血。

3. 其他

快速输入高渗液体、机械通气不当，血压波动过大也可引起颅内出血。新生儿肝功能不成熟，凝血因子不足，也是引起出血的一个原因。此外，一些出血性疾病也可引起新生儿的颅内出血。

（二）临床表现

患儿有异常分娩史、产伤及围产期窒息史。临床表现复杂，可因出血量、出血部位、出血时间的快慢而不同。多数在生后即刻或数天内出现症状。主要表现为窒息，继而出现中枢神经系统异常兴奋症状，如躁动不安、激惹性尖叫、喷射性呕吐、眼球震颤、反射亢进、局限性或全身性痉挛等。如病情继续发展，则转为抑制症状，如嗜睡、昏迷、反射消失、肌肉松弛等。同时可见呼吸不规则，阵发性青紫、阵发性呼吸暂停，甚至呼吸衰竭，心音微弱，四肢厥冷等。如出血量多，或小脑天幕下出血严重，则因压迫延髓生命中枢，可直接表现为呼吸、循环衰竭。当颅内压增高时，则前囟饱满或隆起，颈项强直。

（三）实验室及其他检查

1. 血常规

出血量多者有贫血表现，红细胞压积下降，血红蛋白下降。

2. 脑脊液检查

脑脊液前后均匀血性，镜检红细胞呈皱缩状。

3. B型超声检查

散在广泛或局部高回声区，提示有散在或局灶的脑出血。

4. CT

能精确了解病变类型、部位及程度，并对预后作出估计。

5. 脑电图（EEG）

常显示暴发抑制型的高波幅慢波，有类似 α 活动明显的波幅抑制。

6. 脑脊液检查说明有脑室、蛛网膜下腔出血者，或尸检证实者。

二、治疗要点

(一) 一般治疗

保暖、安静、少动、给氧，避免号哭加重出血。头正中位或右侧卧位，头肩略垫高 $15°\sim30°$。及时清理呼吸道分泌物，静脉液体量限制在 $60\sim80$ mL/ (kg·d)。出生时即有症状者，宜推迟喂奶。应用维生素 K_1、维生素 C 和其他止血药物如酚磺乙胺。亦可少量输新鲜血或血浆 $7\sim10$ mL/ (kg·d)，以补充凝血基质和纠正贫血。纠正低血糖，按 $6\sim8$ mg/ (kg·min) 输葡萄糖，使血糖 >3.36 μmol/L，但应注意防止高血糖，维持血气和血 pH 值在正常范围。

(二) 控制惊厥

颅内出血常伴发低血糖和低血钙，故出现惊厥后先用 10% 葡萄糖酸钙，无效再地西泮每次 $0.3\sim0.5$ mg/kg 肌内注射或静注。苯巴比妥每次 $5\sim8$ mg/kg 或氯丙嗪每次 $1\sim2$ mg/kg 及水合氯醛等，必要时 6 小时后重复使用。

(三) 降低颅内压

可采用呋塞米，每次 $0.5\sim1$ mg/kg 肌内注射或静注，地塞米松每日 $0.5\sim1$ mg/kg 分 $2\sim3$ 次静注。慎用甘露醇，当颅内压增高明显，脑干受压症状出现时可用，每次 $0.25\sim0.5$ g/kg 30 分钟内静脉注入。

(四) 保护和恢复脑功能

改善脑细胞代谢可用细胞色素 C、辅酶 A、三磷酸腺苷、维生素 C 等。为改善脑缺氧，在有条件的医院可辅助高压氧舱治疗，以减少后遗症的发生。

（五）呼吸、循环衰竭的治疗

有呼吸、循环功能衰竭表现者，可给小剂量呼吸中枢兴奋剂和洛贝林、醒脑静等。

（六）防治继发感染

及早使用抗生素，以预防肺炎等并发症。

（七）硬脑膜下穿刺

对硬脑膜下血肿者，可反复做硬脑膜下穿刺治疗。

（八）脑积水的治疗

恢复期发生脑积水者应及时处理。可口服甘油每次 1～1.5 mL/kg，每 8 小时 1 次，也可给予地高辛口服以减少脉络膜丛分泌脑积液，剂量同抗心力衰竭治疗，维持量法时可每周停 1 天。以上方法收效往往甚微，应请脑外科，酌情进行导管分流术。

三、护理问题

（一）潜在并发症：脑疝
与颅内出血、脑水肿有关。
（二）有窒息的可能
与呼吸功能抑制有关。
（三）有感染的可能
与机体抵抗力降低有关。
（四）潜在的后遗症
与颅内出血有关。

四、护理措施

1. 保持安静对病儿有绝对重要意义。应尽量少搬动患者，为防止出血加重，头肩部应稍抬高，尽量不要搬动头部，并取右侧卧位，防止呕吐物吸入气管。烦躁时，遵医嘱给予镇静剂。

2. 根据病情推迟喂奶，液体和营养液可由静脉补充。待一般情况好转后开始先试喂糖水，喂奶时不应抱起，喂奶后注意是否出现发绀、呕吐，防止奶液呛入引起窒息。

3. 清除口腔呕吐物及呼吸道分泌物，保持呼吸道通畅。

4. 预防感染，病室应与感染患儿分开，保持室内空气新鲜。

5. 发生惊厥时按惊厥护理常规护理。

6. 检查头部有无血肿、产瘤或产伤，若有应作相应处理，局部用软纱布棉垫包好，以保持皮肤清洁，避免再受损伤而引起感染。

7. 在恢复期定时翻身，避免局部受压时间过长引起压疮。肢体保持功能位置，防止关节变形及挛缩。有瘫痪时定时做肢体被动运动，也可配合针灸和推拿治疗。

8. 重点观察病儿的意识状态、呼吸、有无惊叫、惊厥、呕吐等症状。注意前囟门、瞳孔、肌张力以及拥抱、觅食、吸吮等反射的改变。如病儿开始为兴奋症状，后转为安静，呼吸规则、发绀消失，说明病情好转。如病儿脸色发灰，呼吸不规则，四肢发凉，肌肉松弛，则提示病情危重，应及时与医生联系，协助处理。

9. 脑疝为本病的严重并发症，护士应注意观察其前期症状。如出现前囟门持续膨隆、紧张，肌张力增高，频繁惊厥等，应及时报告医生，早作处理。

10. 注意静脉输液时的速度和量，严格控制滴入量，滴速不宜过快。并观察有无输液反应。注射甘露醇时，要防止外渗。

11. 颅内出血的病儿病情容易变化，有时可突然恶化而导致死亡，要提高警惕，做好急救准备。备置各种急救用品，如氧气、吸引器、气管插管、50% 葡萄糖、甘露醇及各种急救药品，以利及时抢救。给镇静剂及脱水剂时，应按医嘱严格掌握剂量，并做好护理记录。

五、健康教育

做好孕期保健，加强产前检查。积极去除病因，如对早产、难产、手术产及产时有窒息及其他缺氧、损伤史的新生儿，应限制对早产儿的刺激，减少能引起血压急剧升高的状态（肌张力增强、呼吸暂停、惊厥等），尽量避免药物因素引起血压升高，避免有害刺激。密切监护酸碱平衡等。对新生儿及早产儿应避免大量或快速注射高渗溶液。

（秦军丽　冷津楠　邹美琪）

第二节　新生儿败血症

新生儿败血症是指病原菌侵入新生儿血循环，在其中生长、繁殖、产生毒素而造成的全身感染性疾病。其临床表现无特异性，在新生儿时期发病率较高。

一、护理评估

（一）病因和发病机制

1. 病原菌

我国以葡萄球菌最常见，其次是大肠杆菌等革兰阴性杆菌；近年因极低出生体重儿的存活率提高和血管导管、气管插管的普遍使用，表皮葡萄球菌等条件致病菌败血症增多。20 世纪 70 年代以后 B 组链球菌在美国和欧洲成为新生儿败血症和脑膜炎的主要致病菌，但在我国极少见。

2. 感染途径

可分为宫内感染、出生时感染、出生后感染三种，其中以出生后感染为最多见。①宫内感染：母亲有感染病灶，通过血行感染胎儿；或羊膜早破超过 24 小时，羊水污染后感染胎儿。②出生时感染：分娩过程中，婴儿吸入或吞下污染的羊水后感染；或因医护人员在助产过程中消毒不严所致。③出生后感染：多数由脐部、皮肤或呼吸道感染发展而致，此外亦可由消化道或泌尿道感染引起。

3. 免疫功能缺陷

1）非特异性免疫功能缺陷

（1）淋巴及网状内皮系统局限能力差，清除力弱。白细胞吞噬过程中调理、趋化及吞噬作用均较差，储备也不足。

（2）屏障功能弱：皮肤，皮肤角化层和真皮层都很薄，胶原纤维既排列疏松又易受损使表面完整性受到破坏为病原菌入侵提供方便之路；黏膜，呼吸道、消化道表面的黏膜不仅其通透性高而且其防卫结构如纤毛、腺体细胞的功能不全，病原菌容易通过黏膜屏障到达血循环；胃酸少，杀菌力弱，溶菌酶含量不足。

（3）补体的功能：新生儿血清内各种补体的成分为成人的 50% ~60%，早产儿更低。血清 C_3、C_5 含量仅及成人的一半。脐血中总补体平均浓度仅为 900 mg/L，是母亲补体水平的 1/2，因而特别容易患细菌感染。

2）特异性免疫功能缺陷

（1）细胞免疫功能发育尚未完善：新生儿 T 细胞对特异抗原反应较成人差。由于正常胎儿在宫内缺乏接触各种病原微生物的抗原物质，生后 5 ~10 天未致敏的 T 细胞不能充分发挥特异的细胞免疫作用，而且反应速度缓慢，产生各种淋巴因子和干扰素的量不足，因此致敏 T 细胞对病原体的直接杀伤能力亦不如成人。

（2）体液免疫不足：①IgM，IgM 分子量大，不能通过胎盘传给胎儿，胎儿末期才开始形成 IgM。正常脐血 IgM 含量是成人的 1/10，1 岁时只有成人的 75%，而 IgM 是某些革兰阴性杆菌的主要抗体，对保护新生儿防止革兰阴性细菌透过肠黏膜有一定作用。因此新生儿易患大肠杆菌败血症。②IgA，IgA 是黏膜局部抗感染免疫的主要因素。新生儿血清中 IgA 水平仅及成人的3％，生后 3 周可合成 IgA，但速度较慢，2 周岁才接近成人的75％，因而新生儿易患呼吸道及胃肠道疾病。③IgG，生前几周合成 IgG 并从母体获得，但生后由母体所得 IgG 逐渐消耗，且总血容量有所增加，故 IgG 在出生头几个月下降。

（二）临床表现

可有产程过长、羊膜早破、羊水污染、皮肤黏膜损伤、脐带感染等病史。新生儿败血症无特征性表现。产前、产时感染多在出生后 3 日内发病；产后感染多发生在出生 3 日以后。一般表现为反应低下、嗜睡、拒食、"四不"（即不吃、不哭、不动、体重不增）和体温不稳定。若出现病理性黄疸、休克表现、肝脾肿大、出血倾向的同时有皮肤感染病灶，应高度怀疑新生儿败血症。严重者可并发肺炎、化脓性脑膜炎等。

（三）实验室检查

1. 周围血象

正常新生儿外周血白细胞计数波动范围大，因此计数增高诊断意义不大。若白细胞总数 $<5.0 \times 10^9/L$、中性粒细胞中杆状核细胞所占比例 $\geqslant 0.2$，或粒细胞内出现中毒颗粒或空泡、血小板计数少于 $100 \times 10^9/L$ 有诊断价值。

2. 细菌培养

应在使用抗生素之前做血培养，同时作 L 型细菌和厌氧菌培养可提高阳性率。因新生儿抵抗力低下，故即使血中培养出机会致病菌也应予以重视，阴性结果不能排除败血症。脑脊液、胃液、外耳道分泌物、尿液、咽拭子、皮肤拭子、脐残端等均可做细菌培养，若培养出的细菌与血培养一致则意义更大。

3. 直接涂片找细菌

肝素血离心后吸取白细胞层涂片找细菌，脑脊液也可直接涂片找细菌。

4. 检测细菌抗原

利用抗原抗体免疫反应检测致病菌抗原，以确定感染的病原菌。检测的方法有对流免疫电泳、乳胶凝集、血凝抑制、反向血凝、葡萄球菌 A 蛋白协同凝集、放射免疫、免疫荧光抗体及酶联免疫吸附等，由于特异性强，适合快速诊断。

5. 急性时相蛋白检测

急性感染患儿血中正性急相蛋白（如 C 反应蛋白、α_1 酸性糖蛋白、结合珠蛋白）含量升高，甚至成倍增长。C 反应蛋白在感染数小时后即可增高，当治疗有效时，可迅速降低，无效时则继续增高，故对早期诊断、疗效观察及预后判断均有一定意义。

6. 鲎珠溶解物试验

主要检测细菌内毒素。鲎试验阳性可间接证实有革兰阴性细菌感染，有助于败血症的诊断。

7. 气相层板快速诊断

由于某些细菌可产生挥发性脂肪酸，故在气相层析谱上可得到相应的峰形而有助于确定病原菌。

8. 化学发光反应

在于测定微生物的卟啉，全血化学发光反应正常示病毒性感染，而在细菌感染时则明显增高。

二、治疗要点

（一）一般治疗

注意保温，纠正缺氧。供给足够的热量和水分，维持水与电解质平衡，口服量不足时，予 10% 葡萄糖溶液或 1:4 液（生理盐水:5% 葡萄糖溶液）每日 50～60 mL/kg，静脉滴注。病情严重者可予少量多次输血浆或新鲜全血。

（二）控制感染

在病原菌未明确前选用球菌、杆菌兼顾的抗生素联合给药、经静脉给药，疗程 2 ~ 3 周，脓毒败血症则需 4 ~ 6 周。一般先用两种抗生素，明确病原菌后根据药物敏感试验调整用药。

（三）治疗并发症

休克者扩充血容量及使用血管活性药物如多巴胺。高胆红素血症时应进行光疗，肾上腺糖皮质激素的应用必须在有效足量抗生素的前提下方可应用。

（四）免疫治疗

1. 免疫球蛋白治疗

尤其是早产儿，可用大剂量免疫球蛋白 0.5 ~ 1 g/kg，静脉点滴。

2. 部分交换输血

主要用于严重感染，白细胞减少或有高胆红素血症，不仅供给抗体、补体、调理素、粒细胞，还可将含毒素或未结合胆红素的血换出来，一般用新鲜肝素化全血（150 mL/kg）。

三、护理问题

（一）有体温改变的危险

与感染有关。

（二）皮肤完整性受损

与脐炎、脓疱疮有关。

（三）营养失调，低于机体需要量

与吸吮无力、摄入量不足有关。

四、护理措施

1. 严格做好消毒隔离工作，病儿应当隔离预防交叉感染。工作人员在护理病儿前后应用肥皂水洗手或用 75% 酒精甘油擦手，病儿出院后被褥衣物应进行消毒处理。

2. 供给足够的营养和水分，增强机体抵抗力。喂养时应耐心、细心，能吸吮者宜直接母乳喂哺。吸吮能力较差者可用滴管滴入。不能进食时可采用鼻饲喂养，或通过静脉补充热量、水与电解质。喂时如发现面色有变化，应立即停喂，并寻找原因。所用奶具每次用前应经煮沸消毒。

3. 每天用温水擦浴，更换衣服，保持皮肤清洁、干燥。如有小脓疮可用75%酒精棉签擦除脓液后涂甲紫。

4. 脐部感染时应每天换药，先用3%双氧水溶液清洗、拭净，撒以消炎粉，并敷消毒纱布。换药用具和脏敷料须经高压蒸气消毒后再处理。

5. 口腔护理常用的清洗液为消毒生理盐水或1∶5 000呋喃西林溶液。

6. 注意保暖，患儿体温变化大，应每2~4小时测体温1次。高热者头部置冰袋，并适当解松襁褓及少盖被。四肢发凉、体温不升者应用热水袋或暖箱保暖。

7. 如有呼吸急促、发绀或循环不良表现时应及时给氧。

8. 病儿的精神状况，对外界刺激的反应性，体温与体重的变化，面色、黄疸、食欲、吸吮力等为病情观察之重点。若经治疗后如体温渐趋稳定，对外界反应转灵活，吸吮有力，黄疸渐消退，此乃病情在好转，反之则属病情恶化，应注意严密观察。

9. 注意观察有无并发症，若患儿体温升高、面色青灰、喷射性呕吐、前囟饱满、阵发性尖叫及两眼凝视等，提示并发化脓性脑膜炎可能；呼吸急促、口唇青紫、口吐白沫、咳嗽等有并发肺炎的可能；对末梢循环不良、体温过低者应检查下肢、臀部、耻骨联合等部位有无皮脂硬化症的发生。

10. 注意出血倾向，观察皮肤、黏膜有无出血，并注意淤点大小及增减情况。重危者可口吐咖啡色液体，大便呈柏油样或便血，此时应及时吸出或清除呕吐物，禁食，并给予氧气吸入、止血药物等抢救治疗。

11. 应密切观察神志与黄疸进展程度，防止核黄疸及中毒性脑病的发生。如发生呻吟、烦躁不安、神志不清，甚至发生惊厥，表示病情在继续恶化，应及时与医生联系，以便及早给予相应的处理。

12. 入院后即遵医嘱抽血做常规检验及血培养，以及早明确病原菌。熟练掌握头皮静脉穿刺，使抗菌药物顺利滴入，并严格控制补液速度，了解常用抗菌药物的配伍禁忌及使用方法及注意事项，密切观察药物疗效及反应。

五、健康教育

加强孕妇保健工作，注意对高危孕妇的管理，避免临产时感染；加强临产时监护，防止新生儿感染，保持皮肤及脐部清洁。注意保暖，供给足够热量，鼓励母乳喂养，一遇感染立即隔离治疗。

（秦军丽 邹美琪 冷津楠）

第三节 新生儿破伤风

新生儿破伤风是指破伤风梭状杆菌侵入脐部，并产生痉挛毒素而引起以牙关紧闭和全身肌肉强直痉挛为特征的急性感染性疾病。随着我国城乡新法接生技术的应用和推广，本病发病率已明显降低。

一、护理评估

(一) 病因和发病机制

破伤风杆菌为革兰阳性厌氧菌,其芽孢抵抗力强,普通消毒剂无效。破伤风杆菌广泛存在于土壤、尘埃和粪便中,当用该菌污染的器械断脐或包扎时破伤风杆菌即进入脐部,包扎引起的缺氧环境更有利于破伤风杆菌繁殖。其产生的痉挛毒素沿神经干、淋巴液等传至脊髓和脑干,与中枢神经组织中神经节苷脂结合,使后者不能释放抑制性神经介质(甘氨酸、氨基丁酸),引起全身肌肉强烈持续收缩。此毒素也可兴奋交感神经,引起心动过速、血压升高、多汗等。

(二) 临床表现

出生时有脐带消毒不严史,脐带晚脱或脓汁流出。潜伏期3~14天,以4~6天间发病最多,故俗称"四六风"。潜伏期越短,病死率愈高。哭闹不安张口及吸吮困难,随后牙关紧闭,出现苦笑貌,伴四肢抽搐,呈强直性痉挛,甚至角弓反张。任何轻微刺激均可引起痉挛发作。呼吸肌和喉肌痉挛可引起窒息。患儿神志清,早期不发热。痉挛期可因全身肌肉强烈痉挛而致体温升高。可因继发感染而死亡。

痉挛期四肢肌肉呈强直性痉挛,腹直肌可强直如板,甚至表现角弓反张,如并发肺炎,肺部听诊可闻及湿啰音。脐部常有感染,脐轮红有分泌物。

(三) 实验室及其他检查

脐部脓汁涂片可见细菌及中性粒细胞。培养阳性率较高。早期尚无典型症状时,用压舌板检查咽部用力下压时,牙关咬得很紧。压舌板不易拔出,有助于早期诊断。

二、治疗要点

（一）治疗

原则是保证营养，控制痉挛，预防感染。

（二）治疗方法

1. 保证营养减少刺激

病初应暂时禁食，以免误吸，以静脉输液供给营养，痉挛减轻后，用胃管喂养，给充足的营养和热量。减少刺激，治疗要集中，操作要轻快，病室需安静、避光。

2. 控制痉挛

是治疗本病的主导环节，可依次选用下述药物。

（1）地西泮：每次 0.3～0.5 mg/kg，静脉缓慢注射，5 分钟内即达有效浓度，但半衰期短，仅半小时，不适用维持治疗。镇痉后，插鼻胃管并保留胃管，给予安定计划治疗，轻度每日 2.5～5 mg/kg，重度每日 5～10 mg/kg，分 6 次经胃管或肛管给药，达到安定化，使病儿处于深睡状态，维持 4～7 天，逐渐减量，直至能张口吃奶，痉挛解除可停药。地西泮一般不用肌内注射，因不易吸收。

（2）复方氯丙嗪：每次 1～2 mg/kg，可 4～8 小时 1 次，静脉或肌内注射。

（3）苯巴比妥钠：止惊效果好，维持时间长，副作用小。可先用负荷量 15～20 mg/kg，静脉注射，维持量每日 5 mg/kg，分 2 次静注，需作血浓度监测，以免蓄积中毒。

（4）水合氯醛：止痉作用快，效果佳，而且安全，10% 溶液每次 0.5 mL/kg，灌肠或胃管注入。

（5）副醛：止惊作用快而安全，每次 0.1～0.2 mL/kg，稀释成 5% 溶液静注，也可用 0.2～0.3 mL/kg 肌内注射或灌肠。本药由肺排出，有呼吸道感染者不可使用。

（6）维生素 B_6：每日 100 mg 可增加脑内 γ—氨基丁酸的含量，达到解痉挛效果。

上述药物的常用方法是，安定与复方氯丙嗪，或地西泮与苯巴比妥钠交替使用，每 4～6 小时用 1 次。药物剂量以安静或小刺激时不抽为宜，长期大剂量用药的婴儿可能从痉挛状态转为松弛苍白状态。应予注意。

3. 中和毒素

（1）尽早用破伤风抗毒素（TAT）：1 万～2 万 U 用生理盐水稀释后缓慢静脉滴注，3 000 U 脐周封闭，抗毒素对游离于血液或淋巴液中留存的毒素起中和作用，但对已与神经组织结合的毒素无效。

（2）人体破伤风免疫球蛋白：疗效较抗毒素为佳，可用 500 U 肌内注射。

4. 抗生素

目的在于阻止脐部的需氧杂菌孳生和破伤风杆菌繁殖，还能防治肺炎、败血症等细菌感染并发症。常用青霉素每天剂量为 20 万～30 万/kg，分次静脉滴注，连用 10 天。甲硝唑能杀灭体内的破伤风杆菌，消除破伤风外毒素的来源，每天剂量为 50 mg/kg，分为 3～4 次口服，重者可用 7.5 mg/kg 静脉点滴。有合并症时应加用广谱抗生素，并延长青霉素的用药时间。

5. 气管切开

用于病情严重者如潜伏期在生后 4 天内，反复抽搐、喉痉挛、窒息且咳嗽及吞咽反射消失，或支气管内分泌物阻塞等时，应尽早做气管切开术，但必须控制痉挛后才可施行手术。

6. 脐部处理

用 3% 过氧化氢或 1:4 000 高锰酸钾溶液清洗脐部，再涂以 2.5% 碘酊，再用 75% 乙醇脱碘，每日 1 次，直到创面愈合。

7. 其他

缺氧时吸氧。有呼吸衰竭表现用东莨菪碱每次 0.03 ~ 0.05 mg/kg，间隔 10 ~ 30 分钟重复使用，病情好转后延长使用时间。必要时气管插管使用人工呼吸器。有脑水肿时应用呋塞米或甘露醇等脱水剂。水肿、少尿者应限制液量。

三、护理问题

（一）有窒息的危险
与喉肌痉挛有关。
（二）有受伤的危险
与反复抽搐有关。
（三）清理呼吸道无效
与不能咳出分泌物有关。
（四）吞咽障碍
与咽肌痉挛有关。
（五）知识缺乏（家长）
与家长缺乏正规接生知识有关。

四、护理措施

1. 保持室内安静，减少各种噪声，空气新鲜，温湿度适宜，最好隔离住单人病室，专人护理。室内光线要暗淡，为便于观察和抢救不宜设暗室。保持患儿安静。避免一切不必要的刺激，各种操作尽量集中进行。最好在止痉药发挥最大疗效的同时进行，动作要轻柔，以防引起患儿痉挛。经常更换体位，防止局部长期受压。

2. 应注意供给足够的热量及水分，病初痉挛频繁、喂养困难时，可静脉补液维持热量，必要时可给少量全血、血浆或白蛋白。痉挛减轻后仍不能进食的患儿，可在应用镇静剂的情况下用胃管喂养。每次奶量不宜过多。鼻饲前先抽吸胃内容物，如有潴留液应酌减奶量，以免发生呕吐引起窒息。奶温以 38～40℃ 为宜。注入速度要慢，喂后取侧卧位。病儿牙关紧闭不能进食或口内脓性分泌物较多时，可用生理盐水清洗口腔，每日 3～4 次，以防口腔炎的发生。

3. 保持呼吸道通畅，防止窒息，可使患儿取头低侧卧位，及时清除鼻咽部分泌物。面色青紫、呼吸困难时给氧气吸入，并备妥急救药品及器械，以利抢救。

4. 新生儿破伤风易并发肺炎及败血症而加重病情导致死亡，因此，应根据气温随时增减衣被，因痉挛而大汗淋漓时，可用干毛巾擦干，防止受凉。对低体重儿及四肢冰冷病儿应注意保暖。在不引起痉挛的情况下，给以翻身以防发生坠积性肺炎和压疮。四肢痉挛双拳紧握时，有关部位易破损糜烂，应注意掌心清洁干燥。及时更换尿布，保持臀部的清洁干燥。

5. 注意皮肤护理，保持皮肤清洁、干燥，在不引起惊厥发作的前提下，定时变换体位，尤其要注意易发生糜烂的部位如掌心、腋窝及肛门皮肤，预防压疮。同时做好脐部的护理，接触过伤口的敷料等用物，须焚毁或用高压蒸汽消毒。

6. 保持鼻腔清洁，经鼻导管吸氧和插鼻饲管者，要防止鼻黏膜损伤和保持鼻腔清洁及通畅，可用小棉签蘸温开水轻轻清洗。

7. 重点观察痉挛的次数和持续时间，有无窒息，如发现强直性痉挛并面色青紫、呼吸困难、屏气，应考虑喉头痉挛，有发生窒息危及生命的可能，应立即给氧并通知医生进行抢救。

8. 大量使用止惊药物易引起药物蓄积中毒，应密切观察药物反应。如患儿出现呼吸缓慢、表浅，面色苍白，牙关松弛，全身瘫软，提示镇静剂过量，应立即与医生联系停用或减量，以免抑制呼吸中枢导致呼吸衰竭。

9. 遵照医嘱进行破伤风抗毒素静脉点滴或肌内注射时应准

备掌握剂量（一般用量为 2 万 ~ 3 万 U）；应用抗生素控制感染时，遵照医嘱严格掌握用量、用法和速度，也可配合中药治疗。

10. 注意观察并发症如口腔炎、支气管肺炎、新生儿败血症的发生，发现异常及时报告医生。

五、健康教育

1. 严格按照无菌接生法接生。

2. 紧急情况下接生时，如无已消毒的器械时，可把剪刀烧红，冷却后断脐，脐带适当留长，结扎线用煮沸法消毒。24 小时内重新消毒结扎脐带，剪除远端部分，并预防性注射破伤风抗毒素 1 500 ~ 3 000U。

（鞠晓青）

第四节　新生儿黄疸

新生儿黄疸是由于新生儿时期体内胆红素（大多为未结合胆红素）的累积而引起皮肤巩膜等黄染的现象。病因复杂，可分为生理性黄疸及病理性黄疸两大类。病理性黄疸可导致胆红素脑病（核黄疸）而引起死亡或严重后遗症。

一、护理评估

（一）新生儿胆红素代谢的特点

1. 胆红素产生相对过多

胎儿时期红细胞相对较多，而其寿命较短，故新生儿胆红素产生相对过高，属于未结合的胆红素。

2. 肝细胞受体蛋白缺乏

新生儿生后 5 天内缺乏 Y、Z 受体蛋白，使未结合胆红素被摄入肝细胞较少。

3. 肝酶系统发育不完善

由于新生儿葡萄糖醛酸转移酶的活力很低，影响未结合胆红素转换成结合胆红素，因而不能有效地从肝脏清除，滞留体内。

4. 肠壁吸收胆红素增加

由于新生儿肠道的正常菌群尚未建立，进入肠道的结合胆红素不能被还原成粪胆素原。但新生儿肠道中的β—葡萄糖醛酸苷酶活性较高，可将结合胆红素又水解成未结合胆红素及葡萄糖醛酸，再被肠道吸收进入血循环，即胆红素的"肠肝"循环。

（二）发病机制

1. 生理性黄疸

新生儿期血液中红细胞量多，红细胞寿命短（70~100天），血红蛋白半衰期短，使新生儿胆红素负荷量大于成人；血液中白蛋白量少、结合作用较差，Y、Z蛋白量要5天后开始浓度升高，肝细胞摄取胆红素能力有限；肝酶量不足、活力低下，使结合胆红素能力下降；肠肝循环增多。以上多种原因造成新生儿出现的黄疸称为生理性黄疸。

2. 病理性黄疸

（1）感染性：孕期TORCH感染、新生儿败血症、新生儿尿路感染、新生儿肝炎综合征等。由于细菌毒素加快红细胞破坏和损坏肝细胞，使血中胆红素浓度增高。

（2）非感染性：新生儿期溶血性疾病，包括ABO、Rh血型不合性溶血，红细胞酶缺陷（G-6-PD）或结构异常（先天性球形红细胞症）的溶血、血管外溶血，母乳性黄疸，胎粪排出延迟，胆道先天畸形，药物性黄疸；其他，如新生儿低血糖、酸中毒、缺氧、脱水和甲状腺功能低下等都可加重黄疸。

（三）临床表现

生理性黄疸大部分在生后2~3天出现，足月儿在生后10~

14 天，早产儿可延迟至第 3～4 周才消退，一般不伴随其他临床症状。病理性黄疸在 24 小时内出现，持续时间，足月儿在第 2 周末或早产儿第 3～4 周后肉眼仍可观察到黄疸，或黄疸退而复现，或呈进行性加重，依病因不同，均有伴随症状。如溶血症时可有明显贫血、黄疸、肝脾肿大、水肿、心力衰竭等表现，重者可出现核黄疸症状；新生儿败血症和其他感染时常伴有感染中毒症状并可能找到感染病灶；先天性胆道畸形时可于生后不久即排灰白色大便，肝明显肿大（常超过肋下 4 cm），且质地较硬；新生儿肝炎有食欲减退、恶心、呕吐等消化道症状，病前大便正常，经综合治疗后肝炎多能痊愈而胆道畸形者则继续加重；若黄疸有轻重变异时应考虑胆汁淤积综合征。

（四）实验室及其他检查

1. 红细胞计数及血红蛋白降低，网织红细胞数可升高。

2. 定期监测胆红素水平。病理性黄疸足月儿总胆红素大于 20.4 μmol/L，早产儿大于25.6 μmol/L。间接胆红素大于 30.78 μmol/L 时可并发高胆红素脑病。

3. 溶血性黄疸时进行母婴血型（ABO 及 Rh）检查，并做直接抗人球蛋白试验（Coomb's 试验）。

二、治疗要点

生理性黄疸不用治疗即可消退，病理性黄疸大多均可经中西医结合治愈，少数重症需换血治疗。为防止核黄疸的发生，应着重治疗一周以内的患儿，特别是早产儿，因一周以后的足月儿，血脑屏障已经完善，患核黄疸的危险性已下降，但若胆红素量 > 342 μmol/L，仍需积极治疗。

（一）病因治疗

引起新生儿病理性黄疸的原因较多，除针对病因治疗外，对轻度或中度黄疸可仅用中药（口服或静注）；对中度黄疸可酌情加用西药。对中度以上的黄疸，若配合治疗，疗效更好。重度黄疸，尚可静脉注射白蛋白或血浆，必要时可进行换血疗法。

（二）药物治疗

1. 肾上腺皮质激素

能活跃肝酶，增加葡萄糖醛酸与胆红素的结合，亦能抑制抗原抗体反应，减少溶血。常用地塞米松 5～10 mg 加入 10% 葡萄糖中静脉滴注，疗程 3～4 天。

2. 酶诱导剂

苯巴比妥能诱导肝酶，加速胆红素的结合，且增加肝细胞膜的通透性，使间接胆红素易为细胞膜摄取。剂量为每日 5～8 mg/kg，分次口服，7 天为一疗程。与尼可刹米联用可增加疗效，剂量为每日 100 mg/kg，分次口服。

3. 血浆或白蛋白

能增加白蛋白与胆红素的联合，减少未结合胆红素的游离。可用白蛋白 1 g/kg，加入 10% 葡萄糖静脉滴注。无白蛋白时，可用血浆每次 20～30 mL 静脉滴注。但对心功能不全的患者应慎用。

4. 葡萄糖

可静脉滴注葡萄糖，以增加葡萄糖醛酸的形成。

5. 其他药物

碳酸氢钠纠正酸中毒。避免应用磺胺、安钠咖、维生素 K_3、氯霉素、非那西汀等药物。药用炭可阻止胆红素在肠道的吸收，可生后 4 小时开始服 0.75 g，每 4 小时 1 次。琼脂具有类似作用，在生后 24 小时服 125～250 mg，每 4 小时 1 次。

6. 中药

常用茵陈 15 g，甘草 1.5 g，炙大黄 3 g，黄芩 9 g，每日 1 剂水煎频服，可减轻黄疸。

（三）光疗

1. 光疗指征

新生儿溶血症、低体重儿高胆红素血症及其他原因引起间接胆红素增高已达危险水平时均可进行光疗。

2. 方法

将患儿裸体放入光疗箱中，双眼及会阴部遮盖。选用波长 425～475 nm 蓝光上下双光照射，连续照射 24～48 小时，最长小于 96 小时。当胆红素下降至 20.4 μmol/L 时，停止照射。

（四）换血疗法

当产前诊断明确，新生儿已出现严重的贫血、水肿、肝脾肿大，经治疗胆红素继续上升超过 340 μmol/L，或不论胆红素浓度高低，凡有核黄疸症状及体征者，应采用换血疗法。

三、护理问题

（一）皮肤、黏膜受损

与血中胆红素浓度升高致皮肤不适，抵抗力下降有关。

（二）潜在并发症——胆红素脑病、心功能不全

与胆红素浓度升高和红细胞破坏增多有关。

四、护理措施

1. 病室要求阳光充足，避免交叉感染。

2. 及时喂养可促使肠道内正常菌群建立，打断新生儿特殊的肠肝循环，有利于降低血中间接胆红素的浓度。黄疸病儿食欲较差，喂养时需耐心。

3. 加强臀部及皮肤的护理。

4. 观察并记录黄疸出现的时间、速度、程度及色泽。注意观察大小便的变化。尿色的改变常先于皮肤、巩膜的改变。部分黄疸病儿大便呈灰白色，如新生儿肝炎或胆道闭锁者。察看大便

时要检查大便的中心部分。如大便原为灰白色，转黄时仅大便表层变黄，中心部分仍为灰白色；黄疸持续加深，说明病情严重，可能为胆道闭锁。如大便均匀发黄，黄疸逐渐消退，说明病情好转，可能为肝炎。

5. 注意有无核黄疸的早期症状，如肌张力低下、嗜睡或神萎、吸吮反射减弱等；有无出血倾向；注意观察生命体征及一般情况，有否呼吸障碍、心功能不全等情况。

6. 进行蓝光治疗时，要严格执行操作规程，观察并处理蓝光治疗的副作用，光疗期间多喂水，必要时可给静脉输液。定时监测箱内温度（30℃）、湿度（55%~65%）。用眼罩遮盖双眼，避免蓝光损害视网膜，男婴注意保护阴囊。每2~4小时测量体温1次。注意桌面照光每4小时翻身1次。每次记录光疗开始及停止时间。

7. 需进行换血时，应做好手术室的空气消毒，严格遵守操作规程。注意观察病情变化，如黄疸加重，并有嗜睡、吸吮减弱、拒乳、肌胀力减低，则提示有核黄疸的可能。及时通知医师，并配合抢救，备好血及各种药品和物品。如病儿两眼凝视、肌张力增高、尖叫、痉挛发作，立即给予氧气吸入。

五、健康教育

1. 使家长了解病情，取得家长的配合。

2. 对于新生儿溶血症，作好产前咨询及孕妇预防性服药。

3. 发生胆红素脑病者，注意后遗症的出现，给予康复治疗和护理。

4. 若为母乳性黄疸，嘱可继续母乳喂养，如吃母乳后仍出现黄疸，可改为隔次母乳喂养逐步过渡到正常母乳喂养。若黄疸严重，患儿一般情况差，可考虑暂停母乳喂养，黄疸消退后再恢复母乳喂养。

5. 若为红细胞 G－6－PD 缺陷者，需忌食蚕豆及其制品，患儿衣物保管时勿放樟脑丸，并注意药物的选用，以免诱发溶血。

（鞠晓青）

第五节　急性支气管炎

急性支气管炎是指由于各种致病原引起的支气管黏膜炎症，由于气管常同时受累，故又称急性气管支气管炎。常继发于上呼吸道感染或为急性传染病的一种表现。是儿童时期常见的呼吸道疾病，婴幼儿多见。

一、护理评估

（一）病因

病原为各种病毒或细菌，或为混合感染。能引起上呼吸道感染的病原体都可引起支气管炎。免疫功能低下、特异性体质、营养障碍、佝偻病和支气管局部结构异常等均为本病的危险因素。

（二）临床表现

起病可急可缓，开始多有上呼吸道感染症状，无热或发热38.5℃左右，2～4天即退。咳嗽为主症，初为干咳，逐渐有痰，年长儿可偶诉头痛与胸痛。听诊两肺呼吸音粗糙，有时可听到少许干、湿啰音，以中等水泡音为主。

（三）实验室及其他检查

1. 血象

白细胞计数正常或稍高，合并细菌感染时可明显升高。

2. X 线检查

可见肺门阴影扩大，肺纹理增粗。

二、治疗要点

急性支气管炎的治疗除休息、改善室内通气等一般治疗外，可单纯使用中医药治疗。中医通过宣肺、化痰、清热、润燥等治法，可有效地缓解咳嗽这一主要症状，促使疾病痊愈。并发细菌感染时，配合选用银花、连翘、黄芩等有抗菌作用的药物；对于病毒感染所致者，配合选用板蓝根、贯众等具有抗病毒作用的药物。由于西药对病原体有较强的针对性，临床对有明确感染的患者应选用适当的抗生素，以达协同中药发挥治疗效应。但须注意，应避免滥用抗生素，以减少不良反应。

三、护理问题

（一）清理呼吸道无效

多与支气管炎症、痰液黏稠有关。

（二）气体交换受损

与支气管痉挛有关。

（三）体温过高

与气管—支气管感染有关。

四、护理措施

1. 休息与保暖

患儿应减少活动，增加休息时间，卧床时头胸部稍提高，使呼吸通畅。室内空气新鲜，保持适宜的温湿度，避免对流风。

2. 保证充足的水分及营养供给

鼓励患儿多饮水，必要时由静脉补充。给予易消化营养丰富的饮食，发热期间进食流质或半流质为宜。

3. 保持口腔清洁

由于患儿发热、咳嗽、痰多且黏稠，咳嗽剧烈时可引起呕吐，故要保持口腔卫生，以增加舒适感，增进食欲，促进毒素的排泄。婴幼儿中在进食后喂适量开水，以清洁口腔。年长儿应在晨起、餐后、睡前漱洗口腔。

4. 发热护理

热度不高不需特殊处理，高热时要采取物理降温或药物降温措施，防止发生惊厥。

5. 密切观察病情变化，如体温、脉搏、呼吸、精神状态等，发现异常及时报告医师。

6. 参照上呼吸道感染，祛痰应用小儿止咳糖浆、必嗽平等。止喘应用氨茶碱。由于氨茶碱的吸收和排泄有较大的个体差异，用药过程中密切注意临床反应，以免过量或不足。哮喘性支气管炎患儿呼吸困难时，应吸氧。为使小儿保持安静，必要时可适当应用苯巴比妥等镇静剂。

五、健康教育

加强营养，适当开展户外活动，进行体格锻炼，增强机体对气温变化的适应能力。根据气温变化增减衣服，避免受凉或过热。在呼吸道疾病流行期间，不要让小孩到公共场所，以免交叉感染。积极预防营养不良、佝偻病、贫血和各种传染病，按时预防接种，增强机体的免疫能力。

（鞠晓青）

第六节　支气管肺炎

支气管肺炎是由不同病原体或其他因素所致的肺部炎症，以发热、咳嗽、气促、呼吸困难以及肺部固定湿啰音为共同的临床表现。小儿支气管肺炎是威胁我国儿童健康的严重疾病，其发病率和死亡率均居于首位，我国政府将肺炎列为儿科重点防治的四病之一。支气管肺炎多见于 3 岁以下的婴幼儿，占肺炎住院总人数的 93.7%，北方发病率高于南方。居住拥挤、通风不良、空气污染、营养不良、维生素 D 缺乏性佝偻病、先天性畸形以及免疫功能低下等均为诱发因素。

一、护理评估

(一) 病因和发病机制

支气管肺炎多为上呼吸道感染和支气管炎发展所致，亦可继发于麻疹、百日咳等呼吸道传染病后。病原较复杂，细菌感染有肺炎球菌、金黄色葡萄球菌、链球菌、流感杆菌及大肠埃希菌等。病毒引起的有腺病毒、流感病毒和副流感病毒、呼吸道合胞病毒等。支原体肺炎亦不少见。病原体常由呼吸道入侵，少数经血行入肺。

病原体侵入呼吸道以后，由于机体抵抗力低下，病变不能局限，炎症向下蔓延至支气管、细支气管及肺泡。病变呈点片状播散性分布，多见于两肺下叶。病变以肺组织充血、水肿、炎症浸润为主，肺泡内充满渗出物。炎症使呼吸道黏膜增厚及下呼吸道阻塞而导致通气与换气功能障碍，主要表现为低氧血症，重症尚可出现高碳酸血症。高碳酸血症是由于通气不足二氧化碳潴留所致。换气不足则导致动脉血氧分压（PaO_2）和动脉血氧饱和度（SaO_2）降低，严重者出现发绀。若严重缺氧（PaO_2 及 SaO_2 降低）又有 CO_2 排出受阻，$PaCO_2$ 增高，则可发生呼吸衰竭。由于缺氧、二氧化碳潴留及病原体毒素和炎性物质的吸收，可导致机体细胞酶代谢失常和器官功能障碍。

(二) 临床表现

小儿呼吸系统发育不完善，呼吸道免疫功能差，在气候骤变及护理不当的诱因下，病原体易侵入呼吸道引起感染。另外，婴幼儿患营养不良、贫血、维生素 D 缺乏性佝偻病、先天性心脏病及免疫功能低下等疾病时易患肺炎，且病情重、死亡率高。

大多起病较急。主要表现为发热、咳嗽和气促。咳嗽较频，呼吸加速，可有鼻翼扇动、点头呼吸、三凹征、唇周发绀。典型病例肺部可听到较固定的中、细湿啰音。新生儿、小婴儿常不易闻及湿啰音。新生儿表现为口吐白沫。

重症肺炎常有全身中毒症状及循环、神经、消化系统受累的临床表现。循环系统受累时常见心肌炎、心力衰竭及微循环障碍。心肌炎表现为面色苍白、心动过速、心音低钝、心律不齐及心电图改变；心力衰竭可出现呼吸困难突然加重，烦躁不安，面色苍白或发绀，心率增快、心音低钝，肝脏迅速增大等；神经系统受累时表现为不同程度的意识障碍、惊厥、前囟膨隆等，可有脑膜刺激征；消化系统则表现为严重腹胀、吐咖啡色物、便血等。

若延误诊断或病原体致病力强者，可引起脓胸、脓气胸及肺大泡并发症，还可发生肺脓肿、化脓性心包炎等。

（三）实验室及其他检查

1. 血常规

细菌性肺炎患儿白细胞总数大多增高，但重症金黄色葡萄菌或革兰阳性杆菌肺炎白细胞可不高或降低。病毒性肺炎白细胞数可降低或正常。

2. 细菌检查

血培养、咽培养、痰培养阳性，血、尿细菌抗原阳性有助诊断。

3. 病毒及其他病原学检查

病毒学检查以病毒分离最为可靠，特异性高。血清学检查特异性抗体有诊断意义，PCR 检测标本中病毒 DNA 可早期快速诊断。支原体病原学检查中冷凝集试验非特异性，特异性诊断方法为支原体培养和血清抗体测定及 PCR 检测。

4. 血气分析

有助于对重症肺炎呼吸衰竭的诊断。

5. X 线检查

早期肺纹理增强，肺野透明度降低，以后见两肺中下野有大小不等的点片状阴影，或融合成片状阴影，亦可有肺气肿、肺不张征象。

二、治疗要点

治疗要点是控制感染、对症治疗及防治合并症。控制感染主要是按不同病原体选择有效抗生素；抗病毒治疗目前无理想的药物，常用的有利巴韦林、干扰素、聚肌胞及乳清液等；对症治疗主要是吸氧、祛痰、平喘、退热，以及防治心力衰竭、中毒性脑病、消化道出血、中毒性肠麻痹等；若中毒症状明显，有严重喘憋，伴有脑水肿、中毒性脑病、感染性休克、呼吸衰竭时应用糖皮质激素，常用地塞米松。经合理治疗及护理，多数肺炎可获痊愈。

三、护理问题

（一）活动无耐力

与氧供需失调有关。

（二）低效性呼吸型态

与支气管炎症和气道平滑肌痉挛有关。

（三）清理呼吸道无效

与过度通气，机体丢失水分过多，痰液黏稠有关。

（四）焦虑

在哮喘发作时，若无法使症状缓解，会使患者极度的焦虑或近于惊恐的状态。

（五）知识缺乏

患者对疾病的过程和诱发因素以及防治方法缺乏了解。

（六）医护合作性问题

潜在并发症。

1. 水、电解质紊乱

哮喘发作时，交感神经兴奋，加之用力呼吸，患者会大量流汗。此外，过度通气，使水分过多排出而造成脱水；加之缺氧、二氧化碳潴留可导致水、电解质紊乱、酸碱平衡失调。

2. 自发性气胸

严重发作时，肺内压明显升高，肺大疱破裂引起自发性气胸。

3. 肺功能不全

哮喘持续发作，气道阻塞，呼吸肌疲劳，缺氧和二氧化碳潴留加重，出现呼吸功能不全。

四、护理措施

（一）一般护理

1. 绝对卧床休息，保持室内清洁，空气新鲜，环境安静。定时变换体位，轻拍背部，以减轻肺部充血。

2. 给高热量、高维生素易消化的流质、半流质饮食，并保证充足水分。

3. 保持呼吸道通畅，鼻及咽喉部分分泌过多可致呼吸困难，应及时排除。痰液黏稠可给予雾化吸入，促使痰液湿化，以利咳出。痰多可用祛痰剂。

4. 做好口腔护理，防止发生口腔炎，增进食欲。

5. 加强皮肤护理，衣着要合适而宽大，勤换尿布。保持皮肤清洁，经常翻身，防止发生皮肤并发症。

（二）病情观察与护理

1. 密切观察病情变化，应注意以下几点：

（1）定时准确的测量体温、脉搏、呼吸等生命体征。发热者按发热患者护理常规护理。

（2）观察神志情况，瞳孔的变化及肌张力等，若有嗜睡、烦躁、昏迷、呼吸不规则、肌张力增高等，立即与医生联系进行抢救。

（3）观察心力衰竭情况，如患儿表现呼吸困难突然加重、烦躁不安、多汗、面色苍白或发绀、心音低钝、心率增快、肝脏短期内迅速增大、肺部湿性啰音增多时，应及时报告医生纠正心衰。

（4）观察呼吸困难及缺氧程度、呼吸的速率节律、口唇有无发绀以及鼻翼扇动、张口呼吸、抬肩、三凹征等，以判断缺氧程度，及时发现呼吸衰竭的情况。

2. 注意病儿的缺氧程度，及时给予氧疗。一般情况下，轻度缺氧者不必输氧，可采用冷空气疗法以改善症状。中度缺氧者间歇给氧。重度缺氧者持续给氧，一般用面罩法。新生儿肺炎应尽早给氧，不要等到呼吸困难明显时再给氧。因为新生儿缺氧症状有时不明显，仅表现鼻唇沟的发青，有时口吐泡沫，故应引起重视。

3. 注意观察体温变化，高热者按发热护理常规护理。新生儿体温若低于正常或体温不升，应予保暖或置入暖箱，并加强巡回。

4. 烦躁不安的病儿可按医嘱使用镇静剂，用药后注意药效及反应，并尽量减少打扰和刺激，保持安静，以利于休息。

5. 对于进食困难、摄入量不足或须静脉给药者，可采用静脉补液。但重症肺炎常有水、钠潴留，为减轻心脏负担，水分和钠的入量应予限制，静脉输液速度宜慢，以防输液量过多、输液速度过快而发生肺水肿和心衰。婴幼儿及心衰者静脉滴注速度每分钟不超过 8 滴，儿童每分钟不超过 15 滴。呼吸性酸中毒合并代谢性酸中毒须用碱性药物时，应首选 THAM，但该药碱性强，滴注时应防止漏至血管外，以免引起局部红肿、坏死。滴注速度不能过快，以防呼吸抑制、低血压、低血糖等发生。

6. 重症肺炎患儿常有微循环障碍，甚至可引起 DIC，可表现为血压下降，四肢发凉，脉弱而速，皮肤黏膜及胃肠道出血等症状，应及时做好凝血的检查及采取相应措施。

7. 观察、处理腹部合并症，注意检查腹部体征，若出现腹胀，应查找原因并针对性进行处理。对于低钾引起的腹胀应给予 10% 的氯化钾口服或加入葡萄糖液中静脉缓滴；肠胀气明显者行肛管排气，必要时肌内注射新斯的明。

8. 密切观察病情及时发现并发症，并给予相应处理。对胸腔闭式引流者，在严格无菌技术操作下，每日更换水封瓶，观察并记录排出物颜色、量及性质，保持引流装置的密闭性。

五、健康教育

指导患儿加强营养、增强体质。进食高蛋白、高生素饮食，开展户外活动，进行体格锻炼，尤其加强呼吸运动锻炼，改善呼吸功能。教育患儿咳嗽时用手帕或纸捂嘴，尽量使痰飞沫勿向周围喷射。不随地吐痰，防止病菌污染空气而传染他人。易患呼吸道感染的患儿，在寒冷季节或气候骤变外出时，应注意保暖，避免着凉。让家长了解呼吸道感染常用药物的名称、剂量、用法及常见不良反应，使疾病在早期得到及时处理。

（鞠晓青）

第七节　婴幼儿腹泻

婴幼儿腹泻或称腹泻病，是由多种病原引起的以腹泻和电解质紊乱为主的一组临床综合征。发病年龄以 2 岁以下为主，其中 1 岁以下者约占 50%。一年四季均可发病，但夏秋季发病率最高。

一、护理评估

（一）病因
本病根据病因分为感染性和非感染性两类。

1. 感染

病原有细菌、病毒、真菌和寄生虫等。我国近年来对急性腹泻病原检出率明显提高，一般为 30%～50%，主要病原为细菌，其次为病毒。

1）细菌

（1）大肠埃希菌：该菌为主要的肠道细菌感染源。按其致病机制可分为 3 类。①产肠毒素性大肠埃希菌：该菌通过产生肠毒素引起腹泻，是发展中国家婴幼儿腹泻的主要病原之一。由于污染食物和水源，可引起暴发流行。②侵袭性大肠埃希菌：该菌直接侵入肠黏膜，引起炎症反应而导致腹泻。可呈散发或在婴幼儿集体机构暴发流行。③致病性大肠埃希菌：病原菌与肠上皮细胞表面紧密黏附，但不侵入细胞内，故又称为肠道黏附性大肠埃希菌，在热带国家及卫生状况较差人群中，致病性大肠埃希菌为腹泻的重要病原。也常常是新生儿腹泻流行的重要病因。

（2）痢疾杆菌：近年国内大多数报道认为该菌在急性腹泻患儿细菌性病原分析中检出率最高，因地区不同，主要流行菌型不稳定，以宋内氏菌与福氏菌多见，志贺氏菌、鲍氏菌较少见。该菌通过苍蝇、污染的食物和水在人群中传播，发病率与社会经济及卫生条件有关。

（3）沙门氏菌：近年来，人类沙门氏菌感染有逐年增多的趋势。主要为鼠伤寒及其他非伤寒、副伤寒沙门氏菌感染增加。该菌易在产科婴儿室和儿科新生儿病房引起暴发流行，病情危重，病死率高。

（4）空肠弯曲菌：据国内报道，该菌占腹泻病原的 $10.9\% \sim 17.2\%$，流行季节以夏秋为主，$8 \sim 9$ 月份最高，2 岁以下小儿多见。本病可通过被污染的水或食物传播，多为散发，也有大规模暴发的情况。

（5）小肠结肠炎耶氏菌：占一般住院肠炎的 $1.0\% \sim 3.0\%$，多在冬春季发病，传播途径为污染的食物、水以及接触传染，也可能通过呼吸道吸入与节肢动物叮咬感染。

（6）霍乱弧菌：分古典型及埃尔托生物型，分别引起古典霍乱与副霍乱。粪便污染水源是感染的主要来源，此外，直接或间接污染食物也可引起感染，多发生夏秋季节。

（7）嗜水气单胞菌：夏季多见，主要见于 2 岁以下儿童。国外报道较多。此外，金黄色葡萄球菌、变形杆菌、产气荚膜杆菌及难辨梭状芽孢杆菌等所致肠炎多为继发性。

2）病毒

（1）轮状病毒：在世界各地，轮状病毒均为感染性腹泻最常见及分布最广的病原体。我国轮状病毒腹泻多发生于秋冬季，是秋冬季腹泻的主要病因。感染主要发生于 6 个月至 2 岁小儿，感染途径为胃肠道，但不排除呼吸道传播的可能性。

（2）Herwalk 病毒：主要发现于欧美各国，冬季多见，大多侵犯学龄儿童。传播与水源有关。

（3）其他：肠腺病毒、星状病毒、杯状病毒、冠状病毒等。

3）真菌、寄生虫：真菌感染以白色念珠菌最多，大部分在使用广谱抗生素后继发。原虫常见为蓝氏贾第鞭毛虫，患者及包囊携带者为传染源，儿童较成人多见。

2. 非感染因素

（1）饮食因素：喂养不当是引起腹泻的原因，多见于人工喂养儿，喂养不定时，过多过少或过早地喂食大量淀粉或脂肪类食物。

（2）肠道过敏或消化酶缺乏，个别婴儿对某些食物成分过敏，或由于先天性或继发性肠内特殊酶类缺乏，喂食后可发生腹泻。

（3）其他因素：气候突然变化，腹部受凉使肠蠕动增强；天气过热使消化液分泌减少，且口渴又易使哺乳或饮水过多，增加消化负担，稀释消化液，这些均易诱发腹泻。

3. 体质因素

婴幼儿胃肠道、神经、内分泌、肝肾功能等发育均未成熟，调节机能差，免疫功能差，抗大肠埃希菌抗体及轮状病毒抗体水平低，故易患大肠埃希菌肠炎与轮状病毒肠炎。婴幼儿细胞外液所占比例高，调节功能又差，易发生水、电解质紊乱，是死亡的主要原因。

（二）发病机制

1. 感染性腹泻

（1）肠毒素性肠炎：由各种产生肠毒素的细菌所致。一般细菌不侵入肠黏膜，不产生病理形态学变化。临床特点是除腹泻脱水外，多数无发热等其他全身症状，粪便中无白细胞。

（2）侵袭性肠炎：由各种侵袭性细菌所致。细菌侵入肠黏膜组织，引起充血、水肿、炎症细胞浸润、溃疡和渗出等病变，排出含有大量白细胞和红细胞的菌痢样粪便。另外，侵袭性细菌引起肠炎时，肠系膜淋巴结均可肿大。

（3）病毒性肠炎：病毒侵入肠道后，在小肠绒毛顶端的柱状上皮细胞上复制，使细胞发生空泡变性、坏死，其微绒毛肿胀、不规则和变短；受累的肠黏膜上皮细胞脱落，遗留不规则的裸露病变；固有层可见淋巴细胞浸润。

2. 非感染性腹泻

当进食过量或食物成分不恰当时，消化过程发生障碍，食物不能充分消化和吸收，积滞于小肠上部，同时酸度减低，有利于肠道下部细菌上移与繁殖，食物产生发酵和腐败，使消化功能更为紊乱。分解产生的乳酸等使肠腔内渗透压增高，并协同腐败性毒性产物（如胺类）刺激肠壁，使肠蠕动增加，引起腹泻。

（二）临床表现

应详细询问喂养史，是母乳喂养还是人工喂养，喂何种乳品，冲调浓度、喂哺次数及量，添加辅食及断奶情况。有无不洁饮食史、食物过敏史、外出旅游和气候变化史等。腹泻开始时间、次数、颜色、性质、量。是否伴随发热、呕吐、腹胀、腹痛及里急后重等症状。既往有无腹泻史、其他疾病史和长期服用广谱抗生素史等。

1. 轻型腹泻

多为饮食因素或肠道外感染引起。每天大便多在 10 次以下，呈黄色或黄绿色，稀糊状或蛋花样，有酸臭，可有少量黏液及消化的奶瓣（皂块）。大便镜检可见大量脂肪球。无中毒症状，精神尚好，偶有低热，无明显水、电解质紊乱。多在数日内痊愈。

2. 重型腹泻

多由肠道感染所致或由轻型腹泻发展而来。患儿有以下 3 组表现。

（1）严重的胃肠道症状：腹泻频繁，每日大便 10 次以上，多者可达数十次。大便水样或蛋花样，有黏液，量多，可使肛周皮肤发红或糜烂。伴有呕吐，甚至吐出咖啡渣样物。粪便镜检有少量白细胞。

（2）水、电解质、酸碱平衡紊乱症状。

3. 迁延性腹泻的临床特点

病程迁延至 2 周以上，以人工喂养儿多见。主要由于：①长期喂养不当，造成消化吸收障碍及胃肠功能紊乱；②全身与消化道局部免疫功能低下，肠道感染始终未得到控制；③长期滥用抗生素引起肠道菌群失调；④严重营养不良的患儿，肠黏膜萎缩或急性肠道感染，肠黏膜上皮细胞受损，继发双糖酶缺乏，致使糖的分解和吸收不良。表现为腹泻迁延不愈，病情反复，腹泻次数和性状常不稳定，吐泻频繁时，出现水和电解质紊乱。常伴有呼吸道、泌尿道、皮肤等继发感染。由于长期消化吸收障碍，可见慢性营养紊乱的症状：消瘦，体重明显减轻，贫血，多种维生素缺乏，生长发育迟缓等。

（三）实验室检查

1. 外周血

无特异性，可通过白细胞及分类初步判定病原为细菌或病毒。

2. 血生化

根据病情轻重，有不同程度的低血钾、低血钙及二氧化碳结合力增高。

3. 病原学检查

大便细菌培养和药敏试验，或有关病毒酶标、血清抗体检查。

二、治疗要点

（一）饮食疗法

腹泻时进食和吸收减少，而营养需要量增加（肠黏膜损伤的恢复，发热时代谢旺盛，侵袭性肠炎丢失蛋白等），继续进食是必要的治疗措施,如限制饮食过严或禁食过久常造成营养不良,并发酸中毒,以致病情迁延不愈影响生长发育。但应强调继续饮食,应根据疾病的特殊病理生理状况、个体消化吸收功能和平时的饮食习惯进行合理调整。以母乳喂养的婴儿继续哺乳,暂停辅食;人工喂养儿可喂以等量米汤或稀释的牛奶或其他代乳品,由米汤、粥、面条等逐渐过渡到正常饮食。有严重呕吐者可暂时禁食4~6小时(不禁水),待好转后继续喂食,由少到多,由稀到稠。病毒性肠炎多有双糖酶缺乏(主要是乳糖酶),对疑似病例可暂停乳类喂养,改为豆制代乳品,或发酵奶,或去乳糖奶粉以减轻腹泻,缩短病程。腹泻停止后继续给予营养丰富的饮食,并每日加餐一次,共2周。

(二)液体疗法

重型腹泻的患儿应给予静脉补液。

1. 补液总量

第1个24小时的补液量包括:累积损失量、继续丢失量和生理消耗量。中度脱水补充150~180 mL/kg,重度脱水补充180~200 mL/kg。脱水纠正后每日液量只需补充继续丢失和生理消耗量每日100~120 mL/kg。

2. 补液的速度与步骤

将所需液体按含钠浓度,先浓后淡,先快后慢输入。开始输时,等渗和低渗性脱水用2:1液,高渗性脱水用3:4:2液20 mL/kg,在半至1小时内输入,以恢复循环量。然后将含钠浓度逐渐降低,全部液体在24小时内输完(高渗脱水在48小时内输完),一般速度为每小时8~10 mL/kg,高渗脱水为每小时5~8 mL/kg。

3. 补钾

中度以上脱水患儿在治疗前6小时内排过尿或输液后有尿即可开始补钾(有低钾血症的确切依据时,无尿亦可补钾)。一般每日补 2～4 mmol/kg（相当于 10% 氯化钾液每日 1.5～3 mL/kg），能口服者将全日量分为 3～4 次口服；不能口服者按 0.15%～0.3% 浓度静脉点滴，补钾时间不应少于 6 小时，损失的钾盐一般在 3～6 天陆续补充。较安全办法是将氯化钾 100 mg/kg 加入排尿后第一批输液中静脉滴入，低钾情况一般都能好转，将其余用量分 3～4 次口服。因食物中含钾丰富，饮食恢复至正常量一半时，可停止补钾。

4. 钙和镁的补充

在补液过程中，如果患儿兴奋性过高或出现惊厥或抽搐，可将 10% 葡萄糖酸钙 10 mL 用一倍液体稀释，静脉滴入，必要时可重复。能口服时可给 10% 氯化钙每次 5～10 mL，每日 3～4 次。抽搐停止后可肌内注射维生素 D20 万～30 万 U，并继续服钙剂。脱水重、久泻及有低血镁时，可肌内注射 25% 硫酸镁每次 0.2～0.4 mL/kg，每日 2～3 次，2～4 天。

5. 纠正代谢性酸中毒

近年来主张减少应用碱性液，原因是配液中已有碱性液，机体还有自身调节。若碱性液用量过多，可发生低血钾，并能引起反常性脑脊液和脑细胞的酸中毒。一般酸中毒经输液治疗，肾功能恢复后，多可纠正。严重酸中毒则需另行补给碱性液体。用量可按下列公式之一计划，一般先给计算量 1/2。

所需碱性液量（mmol）＝［（40－二氧化碳结合力 Vol%）×0.3×体重（kg）］

所需碱性液体量（mmol）＝0.3×碱亏损×体重（kg），若未测定二氧化碳结合力，可按 5% 碳酸氢钠每次 5 mL/kg 或 11.2% 乳酸钠每次 3 mL/kg 计算（此用量可提高二氧化碳结合力 10Vol%）。另外，休克缺氧时体内乳酸堆聚，此时不宜用乳酸钠。若患儿呼吸功能障碍，不宜大量输入碳酸氢钠，而应注意改善通气功能。

6. 输血或血浆

加强支持疗法，输血浆每次 25～50 mL，必要时 1～3 天重复 1 次，共 2～4 次，贫血者输全血。

（三）控制感染

非感染性腹泻不需用抗生素；病毒性肠炎抗生素无效，以调整饮食和支持疗法为主，可服用中药；产毒性大肠埃希菌肠炎仅用支持疗法常可痊愈，除小婴儿和重症外也可不用抗生素。侵袭性细菌性肠炎则需用抗生素治疗，但应根据大便培养细菌药敏试验结果选用。

（四）补充微量元素与维生素

补充锌、铁、叶酸、维生素 B_{12}，有助于肠黏膜的修复，思密达亦是较好的肠黏膜保护剂，用法：1 岁以内每日 1 包（3 g），1～2 岁，每日 3 包，2～5 岁每日 6 包，分 3 次服。

（五）微生态疗法

能恢复肠道正常菌群的生态平衡，抵御病原菌繁殖侵袭。常用制剂：丽珠肠乐、培菲康、乐托尔、三株口服液等。

（六）对症治疗

呕吐严重者可肌内注射氯丙嗪每次 0.5～1 mg/kg，或苯巴比妥钠每次 1～3 mg/kg。腹胀可采用肛管排气，对严重者可试用新斯的明 0.5 mg/mL，每次 0.2～0.3 mL 皮下注射。

三、护理问题

（一）腹泻
与喂养不当、感染导致肠道功能紊乱有关。

（二）体液不足
与腹泻、呕吐丢失过多及摄入量不足有关。

（三）体温过高
与肠道感染有关。

（四）皮肤完整性受损

与腹泻次数增多，大便刺激臀部皮肤有关。

四、护理措施

（一）一般护理

1. 对肠道感染性腹泻患儿，要做好床旁隔离，注意洗手，衣物、尿布、便盆、用具应分类消毒，防止交叉感染。

2. 卧床休息，头偏向一侧，防止呕吐物呛入气管。

3. 为减轻胃肠道负担，可适当调节或限制饮食，以利于消化功能恢复。呕吐严重者可暂禁食，母乳喂养者停哺乳或缩短每次哺乳时间，人工喂养儿可暂停 1～2 次喂奶。禁食 6～8 小时为宜。停止禁食后，母乳喂养儿可延长喂奶时间，第 1 天每次哺乳 5 分钟，第 2 天每次哺乳 10 分钟，奶间喂水。人工喂养儿可由米汤、稀释牛奶开始，病情好转后逐渐恢复饮食。

4. 详细记录出入量，入量包括口服液体、乳汁，静脉补液的量，出量包括大便次数及量、尿量、呕吐次数及量。

5. 腹泻病儿特别是病程迁延不愈者，机体抵抗力低下，易感染而致口内炎，应注意口腔护理。

6. 脱水严重病儿眼睛不能闭合，尤其是有意识障碍者，易发生角膜炎，并可伴有顽固性溃疡，故需用生理盐水湿润角膜，涂以红霉素眼膏或用 0.25% 氯霉素液点眼并覆盖油纱布。

7. 勤换尿布，每次大便后温水冲洗臀部并涂油膏，以防红臀或糜烂。

8. 进行必要的心理护理，对较大儿童及家属，应及时说明病情和各项检查、治疗的目的，消除疑虑和恐惧心理，取得患儿和家属的合作，对顺利完成各项护理工作非常重要。

（二）病情观察与护理

1. 监测体温变化

体温过高应擦干汗液，多喝水，枕冰袋等物理降温，做好口腔及皮肤护理。

2. 观察脱水程度

观察病儿的精神、皮肤弹性、尿量、前囟、眼眶有无凹陷等临床表现，估计脱水程度，同时要观察经过补液后脱水症状是否改善。

3. 观察低血钾、酸中毒表现

当发现病儿全身乏力、吃奶无力、肌张力低下、反应迟钝、恶心呕吐、腹胀及听诊肠鸣音减弱或消失，心音低钝，心电图显示 T 波平坦或倒置、U 波明显、ST 段下移和（或）心律失常，提示有低血钾存在，应及时补充钾盐。当病儿出现呼吸深快、口唇樱红，血 pH 值及 CO_2CP 下降时，应及时报告医师及使用碱性药物纠正。

4. 观察腹泻情况

大便次数、性状、量，并准确记录 24 小时出入量。

五、健康教育

1. 指导合理喂养

宣传母乳喂养，按时逐渐添加辅食，切忌几种辅食同时添加，防止偏食及饮食结构突然改变。食具应定时煮沸消毒。

2. 注意气候变化

防止受凉或过热，冬天注意保暖。

（鞠晓青　秦军丽）

第十章 创伤患者的护理

第一节 颅脑损伤

颅脑损伤在平时和战时均常见，发生率在全身各部位损伤中占第二位，仅次于四肢损伤，但其病死率和致残率均居首位。颅脑损伤分为头皮损伤、颅骨损伤及脑损伤，三者可单独发生，也可合并存在。

一、护理评估

（一）分类

1. 按损伤组织层次分

①头皮损伤；②颅骨损伤；③脑损伤。受伤者可以仅有一种，也可以同时发生两种或全部损伤。

2. 按颅腔是否与外界沟通分

（1）开放性颅脑损伤：指头皮、颅骨和硬脑膜三层均已破损，颅腔与外界相沟通。

（2）闭合性颅脑损伤：指硬脑膜仍完整，颅腔和外界没有直接相通。

3. 按脑组织损伤的类型分

（1）原发性颅脑损伤：因暴力作用头部发生的脑损伤，主要有脑震荡、脑挫裂伤及原发生性脑干损伤。

（2）继发性颅脑损伤：受伤一定时间后出现的脑受损病变，如脑水肿和颅内血肿。

（二）病因

颅脑损伤多由暴力直接作用头部或通过躯体传递间接作用于头部引起。平时多为交通事故、高处坠落、挤压伤、刀刃伤、拳击伤等。战时多为火器伤或爆炸性武器引起的冲击波所致。颅脑损伤的方式和机制有下列几种。

1. 直接损伤

①加速性损伤：为运动中的物体撞击于静止的头部，使头部沿外力方向作加速运动发生的脑损伤；②减速性损伤：为运动的头部撞击于静止的物体而突然减速时发生的脑损伤；③挤压性脑损伤：为头部两侧同时受硬物体挤压所发生的脑损伤。一般加速性损伤常较轻，脑损伤通常仅发生在受力侧；而减速性损伤常较重，受力侧和对侧均可发生脑损伤，往往以对侧损伤较重。

2. 间接损伤

①传递性损伤：如坠落时臀部或双足着地，外力沿脊柱传递到头部所致；②挥鞭式损伤：外力作用于躯体使之急骤运动时，静止的头部由于惯性被甩动致伤；③胸腹挤压伤时，骤升的胸内压或腹内压沿血流冲击脑部致伤；④爆炸气浪伤。

3. 旋转损伤

外力使头部沿某一轴心做旋转运动时，除上面提到的一些因素外，高低不平的颅底、具有锐利游离缘的大脑镰和小脑镰，均对脑在颅内做旋转运动时产生障碍，并形成剪力（切应力），从而使脑的相应部位因受摩擦、牵扯、撞击、切割等机械作用而受损。

（三）临床表现

详细了解受伤过程，如暴力大小、方向、性质、速度，患者当时有无意识障碍，其程度及持续时间，有无中间清醒期、逆行性遗忘，受伤当时有无口鼻、外耳道出血或脑脊液漏发生，是否出现头痛、恶心、呕吐等情况；初步判断是颅伤、脑伤或是复合损伤；同时应了解现场急救情况，了解患者既往健康状况。

1. 头皮损伤

（1）头皮裂伤：头皮裂伤时出血较多，不易自行停止，严重时发生失血性休克。若帽状腱膜未破时，伤口呈线状；若帽状腱膜已破，头皮伤口将全部裂开。

（2）头皮血肿：有皮下血肿、帽状腱膜下血肿、骨膜下血肿3种类型。皮下血肿的特点是血肿比较局限，无波动，有时因周围组织肿胀较中心硬，易误诊为凹陷性骨折。帽状腱膜下血肿位于帽状腱膜与骨膜之间，出血弥散在帽状腱膜下疏松组织层内，血肿易扩展，甚至可充满整个帽状腱膜下层，触诊有波动感。骨膜下血肿多由相应颅骨骨折引起，范围局限于某一颅骨，以骨缝为界，血肿张力较高，可有波动感。

（3）头皮撕脱伤：是最严重的头皮损伤，多因沿头颅切线方向而来的横向切割力或妇女长发被卷入转动的机器所致。由于皮肤、皮下组织和帽状腱膜3层紧密相连，在强烈的牵扯下，使头皮自帽状腱膜下或连同骨膜一并撕脱，有时合并颈椎损伤。可分为不完全撕脱和完全撕脱两种。常因剧烈疼痛和大量出血而发生休克。

2. 颅骨骨折

外伤后患者出现头皮局部肿胀，或有擦伤、挫伤等，有时头皮肿胀，头颅变形易误诊为凹陷骨折。

（1）颅盖骨折：发生率较高，可分线形骨折和粉碎凹陷骨折。线形骨折伤处头皮可有压痛、肿胀或血肿。粉碎凹陷骨折在伤处可触及骨质凹陷，但局部有头皮血肿时，不易鉴别。

（2）颅底骨折：分颅前窝、颅中窝和颅后窝骨折3种，以颅中窝骨折为最多见，颅前窝骨折次之，颅后窝骨折较少见。

3. 脑震荡

脑震荡是指头部受外力打击后，由于脑干网状结构受损而立即发生的一时性广泛的脑功能障碍。伤后立即出现短暂的意识障碍，其时间由数秒钟到数分钟，一般不超过30分钟。在意识障碍的同时，可有皮肤苍白、出汗、瞳孔或大或小、血压下降、心动徐缓、呼吸减慢、肌张力降低、各种生理反射迟钝或消失等"脑性休克"表现，但很快随着意识的恢复而消失。醒后常有头痛、头昏、恶心、呕吐等症状。患者对受伤当时，乃至受伤前一段时间的情况不能回忆，称之为"逆行性遗忘"。通常在1周内逐渐好转。神经系统检查无阳性体征可见，脑脊液化验亦属正常。

4. 颅内血肿

（1）硬膜外血肿：占颅脑损伤的1%～3%。多见于穹隆部线形骨折处，更多见于颞部。常因颅骨骨折跨越脑膜中动脉骨管沟，或当颅骨变形硬膜与之突然分离时，使穿行在颅骨骨管沟中的脑膜中动脉撕裂，形成急性硬膜外血肿。也可能是线形骨折处板障静脉破裂或颅骨变形时硬膜自颅骨内板剥离，硬膜表面小血管撕裂出血引起的过程缓慢的幕上硬膜外血肿。

（2）硬膜下血肿：占颅脑损伤3%，常伴较重的脑挫伤，较少出现中间清醒期，所以临床上与硬脑膜外血肿有所不同。

（3）脑内血肿：占颅脑损伤的1%～2%。是指脑实质内出血形成的血肿，多因对冲性脑挫裂伤引起，常与硬膜下血肿合并存在，好发于额叶及颞叶。少数可因颅骨凹陷性骨折刺破皮质，引起脑实质内出血，形成单发的脑内血肿。脑内血肿的临床表现与硬膜下血肿相似，并常同时存在，故术前不易作出确切诊断。

手术探查时若颅内压甚高，而且未有硬膜外或硬膜下血肿发现，或清除血肿后，颅内压仍不降低，而他处又无血肿发现，皆须考虑脑内血肿之可能。

（4）颅后窝血肿：各型颅内血肿皆可发生于后颅窝，但其发生率远较幕上血肿低，颅后窝血肿可直接压迫延髓生命中枢，病程较为险恶。颅后窝血肿的诊断比较困难。凡枕部有直接受伤史，特别是有枕骨骨折者，若伤后出现进行性颅内压增高症状，一度出现小脑体征，或有进行性加重的延髓受压表现，皆应提高警惕，诊断可疑而情况许可者，宜作 CT 扫描明确之。

（5）多发性血肿：可为同一部位不同类型（如颞部硬脑膜内、外血肿）、不同部位同一类型（如两侧颞部硬脑膜外血肿）或不同部位不同类型（如左顶硬脑膜外血肿及右颞硬脑膜下血肿）。

5. 脑挫裂伤

指暴力作用于头部后，立即发生的脑器质性损伤。因受伤的部位和程度不同，临床表现差别较大。

6. 开放性颅脑损伤

引起开放性颅脑损伤的原因，在平时多为撞击或锐物刺入，战争时则多由火器所致。火器伤可分为盲管伤、贯通伤和切线伤等类型。颅脑内脑组织创道中，常有异物存留，如碎骨片、金属片、泥土、砂石等。切线伤是指投射物沿切线方向在颅外冲击头部，造成头皮破裂和颅骨的沟槽状损伤，多引起邻近脑组织的挫裂伤。

（四）实验室及其他检查

1. 头颅 X 线平片

可发现骨折线长短、走行、骨折凹陷深度，是颅脑损伤最基本检查方法。硬膜外血肿患者颅骨平片常可发现骨折线跨越硬脑膜血管沟。

2. 头颅 CT 扫描

CT 可显示颅骨骨折、脑挫裂伤及颅内血肿等，是目前脑损伤最理想的检查方法。

3. 颅骨钻孔检查

既是一种检查方法，又是一种治疗措施。尤其适用于无其他检查设备，又怀疑颅内血肿引起脑疝的患者。钻孔部位应考虑到头部着力部位、受伤机制、临床表现及血肿好发部位等。

二、治疗要点

（一）头皮损伤

1. 头皮挫伤

通常不需要特殊处理。若有皮肤擦伤，可剪去头发，用甲紫溶液涂布。

2. 头皮裂伤

应争取在伤后 72 小时内清创缝合。剃除头发，用肥皂水刷洗头皮，并以生理盐水冲净伤口内血块和异物。剪除污染严重及无生机的软组织，但创缘切除应小于 2 mm，以免缝合时张力太大，影响伤口愈合。清洁整齐的伤口，分帽状腱膜及皮肤两层缝合。皮肤挫伤严重、分层不清时，采用褥式全层缝合。若头皮缺损较小，在帽状腱膜下充分松解后，可得到无张力缝合。

3. 头皮撕脱伤

（1）部分头皮撕脱：蒂部保留供应动脉者，彻底清创后，将皮瓣复位缝合。

（2）头皮完全性撕脱：①头皮污染不重，伤后 12 小时以内，头皮动静脉条件良好者，可采取显微外科手术吻合头皮动脉，再将头皮再植。如血管不能吻合，将头皮制成中厚皮片后再植。②头皮完全性撕脱，头皮污染严重，时间过久无法利用时，如创面清洁可取大腿中厚皮片移植。有颅骨暴露时，可将颅骨外板多处钻孔或锉除，待长出健康肉芽后，再由身体其他部位取皮移植。无论头皮复位缝合或再植，均须行多孔引流、适当加压包扎。

4. 头皮血肿

通常在伤后 1~2 周自行吸收。若 5 日以上血肿无吸收迹象，可行穿刺吸除积血。

（二）颅骨骨折

1. 颅骨线形骨折

本身不必处理。若发现颞部、静脉窦表面和枕骨骨折线，对诊断颅内血肿有帮助。

2. 凹陷骨折的手术指征

①骨折位于脑皮质运动区或有局灶性神经系统损伤和癫痫者；②凹陷骨折凹入 >1 cm；③有碍美容；④法律纠纷；⑤大片凹陷，颅内压增高者。若为矢状窦处凹陷骨折，无症状者不必处理，否则应在充分准备并有大量输血的条件下慎重处理。颅骨粉碎性骨折的处理与上述原则基本相同。

3. 颅底骨折

处理原则包括使用破伤风抗血清；使用抗生素，防治脑膜炎；不能在鼻孔、外耳道口填塞止血；注意大量出血后发生血容量不足；及时处理脑脊液鼻漏和耳漏。

（三）脑震荡

应卧床休息 7~10 天，伤后 24~48 小时，定时测量脉搏、呼吸、血压、体温，并注意观察意识、瞳孔、肢体活动的神经系统体征的变化，以及时发现颅内继发性病变。头痛、头晕、情绪紧张者，给予镇静、止痛剂，如地西泮、止痛片等，但须谨慎，以免掩盖病情。

（四）颅内血肿

1. 硬脑膜外血肿的治疗

本病一旦确诊应立即手术探查，有的急性血肿患者，就诊时已有脑疝形成，为争取时间，可不做辅助检查而根据临床表现直接手术探查，部分呼吸已经停止的患者，在人工辅助呼吸下尽快手术因而得救，故不应轻率放弃手术治疗的机会。手术时先钻孔探查，发现血肿先吸出部分血块，然后再扩大骨窗或者骨瓣开颅，彻底清除血肿和止血。血肿继发脑疝或者血肿并有严重脑挫裂伤病例，在清除血肿后注意行脑外减压术、脑疝复位术。少数重症者兼行脑内外减压术，有利于度过急性脑水肿期。

手术前、后应用脱水药降低颅压，术后应用促神经代谢药、抗生素等治疗。病情稳定后功能恢复不良者，可应用高压氧治疗。

2. 硬脑膜下血肿的治疗

硬脑膜下血肿治疗原则与硬脑膜外血肿相同，手术时应根据对冲伤的规律，相应进行额、颞单侧或双侧钻孔，清除脑挫裂伤的坏死组织，摘除血肿，硬脑膜减张缝合，颅骨去除减压或根据头颅 CT 的诊断，决定开颅手术部位。若一侧血肿清除后，颅内压增高不见好转时，应考虑有无多发性颅内血肿的可能。

3. 脑内血肿的治疗

同急性硬脑膜下血肿，以开颅清除血肿为原则，手术不发生危险者，也常残留某些后遗症。

4. 后颅窝血肿的治疗

对后顶枕部着力，骨折线跨过静脉窦，颅内压明显增高，意识昏迷加深，呼吸不规律的患者，除想到对冲性脑前部损伤外，在缺乏头颅 CT 扫描的场合，应尽早作后颅窝钻孔探查，清除血肿。若血肿大，病情重，或延误手术，常常导致死亡。

5. 多发性颅内血肿的治疗

手术清除多处血肿，并行减压术。术后综合治疗同脑挫裂伤。

（五）脑挫裂伤

1. 急救

严密观察生命体征、意识、瞳孔的变化。休克患者，在积极进行抗休克治疗的同时，应详细检查有无胸腹脏器损伤和内出血，避免延误合并伤的治疗。对昏迷患者，应及时清除呼吸道内分泌物，保持呼吸道通畅。对呼吸困难者，行气管插管人工辅助呼吸，对呼吸道分泌物多，影响气体交换或估计昏迷久者，应早期行气管切开术。伤后数日内禁食或给予低盐易消化的半流质，静脉输液量成人每日应限制在 1 500 mL。昏迷过久者应予鼻饲，但脑脊液鼻漏者禁用。躁动不安时，可用地西泮或水合氯醛等药物控制，但禁用吗啡类药物，以免掩盖病情和抑制呼吸。

2. 防治脑水肿

是治疗脑挫裂伤极为重要的环节。

（1）脱水剂：轻者用50% 葡萄糖等，重型患者需用20% 甘露醇。

（2）限制液体摄入量：伤后 5 ~ 7 天为急性水肿期，每日液体入量不超过 1 500 mL。

（3）降温：高热必须查明原因并作出相应的处理，使体温接近或保持正常。一般解热剂、物理降温、冰水灌肠、冰水洗胃等方法均可酌情使用。

（4）激素的应用：肾上腺皮质激素能稳定脑细胞内溶酶体膜。降低脑血管壁通透性，从而防止或减轻脑水肿。常用药物有地塞米松和氢化可的松，应用时间不宜过长，以免发生副作用。

（5）吸氧疗法：应充分供氧，昏迷深持续时间长的患者，应尽早行气管切开。

3. 给脑细胞活化剂及促醒药物

如脑活素 10 mL 静注每日 1 次，尼可林 1 g 加入 10% 葡萄糖 500 mL 静脉滴注，每日 1 次。脑复新 1 g 或脑复康 10 g 加入 10% 葡萄糖液 500 mL 静脉滴注，每日 1 次。此外，尚有 ATP、辅酶 A、细胞色素 C、胞二磷胆碱。

4. 冬眠低温疗法

对严重脑挫裂伤、脑干损伤患者，可用冬眠低温疗法，将体温保持在 33 ~ 35℃，以减低脑组织代谢和氧耗量，并可减少脑体积，降低颅内压。

5. 防治感染

预防性使用抗生素，主要防治肺部感染。

6. 治疗各种并发症

如上消化道出血、肺水肿、肺炎、心跳缓慢、癫痫或抽搐。

7. 手术治疗

如创伤继续出血，或出现急性脑水肿，则很快形成危及生命的颅内压如脑疝。头颅 CT 扫描发现脑挫裂伤、脑水肿、颅内血肿增大，应尽早开颅手术，摘除脑挫裂失活的血肿，清除脑组织，去骨瓣减压，脑室分流脑脊液等，以挽救患者生命。

（六）脑干损伤

1. 急性期治疗

主要是维持脑干功能，控制脑水肿、去大脑强直发作，高热及维持呼吸循环功能。主要措施有：①早期施行冬眠低温治疗；②保持呼吸道通畅，应早期行气管切开；③控制脑水肿，应用脱水剂、地塞米松等；④应用改善脑组织代谢药物；⑤积极控制防治各种并发症，如肺部感染、尿路感染、压疮等。

2. 恢复期治疗

在患者恢复意识后，重点在于促进脑干功能恢复、苏醒，增加营养，加强语言和肢体功能的训练作好康复工作，防治各类并发症。

（七）开放性颅脑损伤

首先应进行全身支持疗法，保持气道通畅，吸氧和抗休克等。其次尽早进行清创手术，清洗和消毒后从原伤口进入，如增加暴露可延长切口，扩大骨窗和硬膜裂口；清除破损的脑组织和血肿，去除异物；用电凝器完善止血，用抗生素溶液反复冲洗伤口；修补和严密缝合硬膜，不宜使用异体材料修补硬膜缺损；颅骨碎片消毒后置于硬膜外，不必固定；头皮亦应完善修补和缝合。术后不作伤口引流，应积极进行抗生素治疗，治疗颅内压增高，强调全身管理和支持疗法。

三、护理问题

（一）意识模糊或昏乱
与脑损伤、颅内压增高有关。
（二）清理呼吸道无效
与脑损伤后意识不清有关。
（三）营养失调，低于机体需要量
与脑损伤后高代谢、呕吐、高热等有关。
（四）有废用综合征的危险
与脑损伤后意识和肢体功能障碍及长期卧床有关。
（五）潜在并发症
颅内压增高、脑疝及癫痫发作。

四、护理措施

（一）卧位
休克或术后麻醉未清醒者应取平卧位。重症颅脑损伤如无休克，应取头高卧位，将床头抬高 15°～30°，以利静脉回流，减轻脑水肿。昏迷患者以侧卧位或侧俯卧较好，便于口腔及鼻腔分泌物体位引流。经常予以翻身叩背，保持口腔清洁，防止误吸。

（二）饮食护理

患者意识清楚，可进食。但应限制饮水量及食盐量，预防脑水肿，每日总入量 1 000 ~ 1 500 mL，保持尿量在 500 ~ 800 mL 即可。对呕吐频繁或昏迷者应禁食，由静脉输液维持营养和水、电解质平衡，总量不超过 2 000 mL 并尽量不给盐水，且滴入速度要慢而均匀，每分钟 15 ~ 30 滴，以防脑水肿加重。对昏迷时间较长者可用鼻饲。每次鼻饲食物前，应先抽出胃内残存的食物，同时还可以观察胃管是否脱出，胃内是否出血。此外，置入胃管就应重视患者的营养，因为长期昏迷患者，如再有躁动和抽搐，机体消耗很大，可给予糖、牛奶、蛋汤、肉汤、麦乳精、果汁和部分营养药物。注入食物时，其温度不可过高或过低。

（三）保持呼吸道通畅

脑损伤患者都有不同程度意识障碍，丧失正常的咳嗽反射和吞咽功能，容易发生误咽误吸，或因下颌松弛导致舌根后坠等原因引起呼吸道梗阻。必须及时清除口咽部的血块和呕吐物，并注意吸痰；舌根后坠者放置口咽通气管，必要时气管插管或气管切开。气管切开者严格执行气管切开护理常规。保持有效地吸氧，呼吸通气量明显下降者，应采用机械辅助呼吸，监测血气分析，调整和维持正常的呼吸功能。

（四）高热的护理

高热可使脑损害加重，危及患者生命，护理中要给予足够的重视。中枢性高热为丘脑下部体温中枢受累所致，体温可达 40℃，主要靠冬眠药物加物理降温，同时给予皮质激素治疗。对于感染性发热，可用抗生素治疗，辅以物理降温。对于烦躁患者可加床档，防止坠床。

（五）输液的护理

重型颅脑损伤在输液时，速度不宜过快，滴速控制在每分钟

40～60 滴，补液过快易引起肺水肿。高渗脱水剂要快速滴入，20% 甘露醇 250 mL 要求在 30 分钟内输入，治疗中要记录 24 小时出入量。

（六）皮肤护理

对长期卧床的患者都要加强皮肤护理，防止压疮的发生，如定时翻身、按摩受压部位、骨突出部位加软垫、经常更换床单、护理好大小便等。

（七）大小便的护理

有尿失禁或尿潴留者可导尿，并停留尿管。为避免留置导尿时间过长，容易造成尿路感染，男性患者可采用阴茎套储尿排尿，但要注意不使阴茎套扭曲，以免尿液在套中潴留，侵蚀龟头，形成糜烂、溃疡。用橡皮膏固定时松紧要适度，避免造成龟头水肿。也可采用塑料袋接尿的办法。女性患者留置导尿要经常冲洗膀胱和会阴部。此外，患者常有便秘，3 天无大便者，可给缓泻剂，如果导片等。因用力大小便可增加颅内压，不做大量液体灌肠，以免颅内压增高及水分被吸收而促成脑水肿。

（八）五官的护理

眼睑不能闭合者，应涂眼膏保持角膜湿润。颅底骨折有脑脊液鼻漏、耳漏者，应保持耳道和鼻孔清洁，禁忌填塞、冲洗或滴入药液。口腔护理是针对患者不能进食，细菌易在口腔繁殖的特点，每日可用 1% 硼酸盐水擦拭，如出现霉菌性口腔炎，可配制苏打克霉唑混悬液（克霉唑 3 g 加 5% 苏打 100 mL）擦拭口腔。

（九）康复期护理

帮助患者树立战胜疾病的信心，积极配合治疗。对植物人应加强基础护理和支持疗法的治疗护理。防止各种并发症，注意饮食营养卫生。肢体瘫痪的患者应鼓励患者坚持运动由小到大，由弱到强，循序渐进，直到恢复。

（十）病情观察与护理

1. 观察意识、瞳孔、血压、脉搏、肢体活动、各种反射

每 5 ~ 10 分钟观察一次，并做好记录。根据病史，临床表现，结合辅助检查，对病情做出初步判断，做到心中有数，以便进行及时、有效的抢救。诊断不明确者更应严密观察病情变化，以利及早明确诊断。

（1）意识观察：伤后意识障碍的程度和持续时间是反映颅脑损伤轻重的一个重要标志，可以测知预后。

（2）瞳孔观察：观察瞳孔变化对于病情及预后的估计有很大价值。

（3）生命体征观察：颅脑损伤后通常有血压下降、脉搏细数、呼吸慢等。如患者血压持续升高，脉搏洪大，呼吸减慢常提示有颅内压增高，应提高警惕，预防脑疝的发生。

（4）肢体运动障碍的观察：伤后立即出现一侧肢体运动障碍，而且相对稳定，多系对侧原发性脑损伤。如伤后一段时间才出现一侧肢体运动障碍而且进行性加重，伴有意识障碍和瞳孔的变化，则考虑幕上血肿引起的小脑幕切迹疝，使锥体束受损。

2. 准确记录出入量

颅脑损伤患者常有呕吐、高热、强直抽搐等，容易引起代谢紊乱，加上早期限制水钠的摄入，脱水利尿剂的利用，患者常有不同程度的脱水，所以要准确记录出入量，及时补充电解质。

3. 其他情况观察

观察有无呕吐、呕吐物性质等。颅内高压引起的呕吐与进食无关，呈喷射状。脑脊液漏是颅底骨折的典型临床表现。重型颅脑伤者胃内容物或呕吐物呈咖啡样，或患者出现黑便，提示应激性溃疡。重型颅脑伤者出现血尿，应考虑并发泌尿系统损伤或甘露醇、磺胺嘧啶、苯妥英钠等药物损害肾脏所致。若颅脑伤患者出现血性痰，应考虑肺损害。若颅内血肿清除术后头部引流

袋内出现大量新鲜血,应考虑手术区域再出血。

4. 对已发生脑疝患者,应立即抢救

颞叶沟回疝,即刻静脉输入脱水剂,降低颅内压力,使移位的脑组织复位;枕骨大孔疝呼吸停止者,应即刻行人工辅助呼吸,继而行气管插管,用呼吸机辅助呼吸。协助医生行脑室穿刺减压。必要时行腰椎穿刺,由蛛网膜下腔加压注入适量生理盐水,促使疝入枕大孔的小脑扁桃体复位,解除对脑干的压迫。凡经明确诊断者,脑疝复位后应立即行手术治疗,以免再次形成脑疝。

(十一) 症状护理

1. 休克

开放性颅脑损伤可因失血而出现休克。应首先处理伤口,有效的止血,即刻输血,补充血容量。闭合性颅脑损伤合并休克时,很可能有胸腹内脏损伤或严重骨折。护理人员在观察中切勿忽略复合伤的临床表现。

2. 中枢性高热

呼吸道、泌尿系及颅内感染均有体温升高,脑干或下丘脑损伤常引起中枢性高热,高热使机体代谢增高,加重脑组织缺氧,应及时处理。应采取降低室温、颈部和腋窝放冰袋,头部戴冰帽、遵医嘱给予解热剂等降温措施。物理降温无效或有寒战时,遵医嘱给予冬眠低温疗法。

3. 头痛与呕吐

颅内压增高时,刺激、牵拉了颅内敏感结构(如脑膜、血管、神经等)而致头痛;刺激呕吐中枢、前庭系统而出现恶心、呕吐。可根据医嘱给镇痛药,行降颅压治疗。临床上常用20%甘露醇250~500 mL,以每分钟12.5 mL的滴速静脉滴入,使颅内压力降低,症状缓解。

4. 躁动不安

烦躁患者要有专人护理。加用床档，以防坠床。排除引起烦躁的有关因素，如尿潴留、疼痛、卧位不适等。避免不加分析地应用镇静剂，以免抑制呼吸中枢，或抑制大脑皮质而影响病情观察。

5. 消化道出血

重型颅脑损伤，尤其是丘脑下部损伤，易出现神经源性胃肠道出血。应及时用止血药，补充新鲜血液，补充血容量。

6. 呃逆

重型颅脑损伤或较大颅脑手术后，常因病变累及脑干出现呃逆，影响患者的呼吸、饮食，患者的体力消耗，严重者可引起胃出血。

7. 脑脊液外漏的护理

（1）保持正确的体位：减少脑脊液流出，使漏口早日愈合。清醒患者可取半卧位，保持头部抬高，促进硬脑膜漏口的粘连而封闭漏口，一般头高位应维持到脑脊液漏出停止后 3～5 日，以免复发。意识不清或不配合者应给床头抬高 30°，头侧卧位，防止漏液流入呼吸道而造成误吸，禁止向健侧卧位，以免漏出液流入颅内引起感染。

（2）保持局部清洁：注意无菌操作，防止颅内感染，枕头上铺无菌巾。及时清除鼻前庭及外耳道内的血迹、结痂及污垢，用盐水棉球擦洗，用酒精棉球消毒局部，每日 1～2 次。用无菌干棉球置耳、鼻孔处，以吸附脑脊液，棉球饱和时要及时更换，棉球切勿严堵深塞，防止脑脊液流出不畅，发生逆流。

（3）禁做腰穿：凡脑脊液漏的患者，一般不做腰穿，以免引起颅内逆行性感染和颅内积气。

（4）病情观察：脑脊液外漏可推迟颅内压增高症状的出现，故应严密观察病情变化，及时发现脑挫裂伤、颅内血肿，以免延误抢救时机。

8. 脑室引流的护理

侧脑室引流可清除血性脑脊液，减轻头痛和脑膜刺激征；能及时了解颅内压情况，免去多次腰穿取液，可代替或减少脱水剂的应用。患者术后接无菌引流瓶悬挂床头，高度为 10～15 cm。放置过高引流不畅，达不到治疗目的；放置过低，大量脑脊液流出，使幕上压力突然下降，幕下压力相对高，使小脑中央叶被挤于小脑幕孔上，形成幕孔上疝，危及生命。一般引流 3～7 天，停止引流前先夹闭管 24 小时，观察患者有无头痛、呕吐等。如无头痛可在无菌条件下拔管，拔管后穿刺道要"U"字缝合结扎，以防脑脊液漏。

五、健康教育

1. 对存在失语、肢体功能障碍或生活不能自理的患者，当病情稳定后即开始康复锻炼。要耐心指导患者功能锻炼，制定经过努力容易达到的目标，一旦康复有进步，患者会产生成功感，树立起坚持锻炼和重新生活的信心。

2. 有外伤性癫痫的患者，应按时服药控制症状发作。在医生指导下逐渐减量直至停药。不做有危险的活动，以防发生意外。

3. 对重度残疾者的各种后遗症采取适当的治疗，应鼓励患者树立正确的人生观，指导其部分生活自理；并指导家属生活护理方法及注意事项。

（刘英　徐玲玲）

第二节　胸部损伤

胸部损伤无论在平时或战时都比较常见。在战伤中胸部损伤仅次于四肢和头部外伤，居第三位。但在医院中，胸部损伤只占伤员的 8% 左右，原因是胸部损伤后的严重病理生理改变使许多伤员未及送抵医院即已死亡。据统计，第一次世界大战胸外伤致死者占阵亡总数的 27% 左右，随着胸外科的迅速发展，胸外伤死亡率也有所下降，第二次世界大战时为 7.9%，当前国内胸外伤死亡率为 2%～6%。

一、护理评估

（一）分类和病理生理

胸部损伤无论平时还是战时，其发生率和危害程度在创伤中均占有重要的地位，而且常伴有复合性损伤。胸腔是心脏、肺等重要脏器的所在部位，一旦遭受外力极易造成伤害，严重的创伤会导致急性呼吸和循环衰竭而危及生命。

胸部损伤一般根据胸膜腔是否经穿破壁层胸膜的创口与外界沟通，分为闭合性损伤和开放性损伤两大类。闭合性损伤多是由于暴力挤压、冲撞或钝器打击胸部引起的钝性伤。损伤轻者只有胸壁软组织挫伤或单纯肋骨骨折；损伤重者伴有胸腔内器官或血管损伤。开放性损伤平时以各种锐器伤为主，战时以火器伤居多。损伤穿透胸腔及腹腔，伤及腔内组织、器官时，伤情多较严重。闭合性或开放性损伤发生膈肌破裂，并造成胸腔和腹腔脏器同时损伤的，称为胸腹联合伤。

（二）临床表现

1. 胸痛

胸部损伤的主要症状是胸痛，常位于受损处，伴有压痛，呼吸时加剧。

2. 呼吸困难

胸部损伤后，疼痛可使胸廓活动受限、呼吸浅快。血液或分泌物堵塞气管、支气管；肺挫伤导致肺水肿、出血或淤血；气胸、血胸致肺膨胀不全等均致呼吸困难。多根多处肋骨骨折，胸壁软化引起胸廓反常呼吸运动，更加重呼吸困难。

3. 咯血

大支气管损伤者，咯血量较多，且出现较早。小支气管或肺泡破裂，出现肺水肿及毛细血管出血者，多咳出泡沫样血痰。

4. 休克

胸膜腔内大出血将引起血容量急剧下降；大量积气特别是张力性气胸，除影响肺功能外尚可阻碍静脉血液回流；心包腔内出血引起心脏压塞；疼痛及继发感染等，均可致患者陷入休克状态。

局部体征因损伤性质和轻重而有所不同，可有胸壁挫裂伤、胸廓畸形、反常呼吸运动、皮下气肿、局部压痛、骨摩擦音、伤口出血和气管、心脏移位征象。胸部叩诊积气呈鼓音、积血呈浊音。听诊呼吸音减低或消失。

（三）胸部 X 线检查

可以判定有无肋骨骨折、骨折部位和性质，确定胸膜腔内有无积气、积血和其容量，并明确肺有无萎陷和其他病变。

二、治疗要点

（一）现场急救

1. 保持呼吸道通畅

及时清除口咽部异物，吸净气管、支气管中的血液和分泌物，防止窒息，必要时做气管插管或气管切开术。心搏骤停者立即行心肺复苏术。如合并多发肋骨骨折、胸骨骨折，可开胸行心肺复苏术。

2. 补充血容量，纠正休克

对有失血性休克表现的患者，迅速建立两条以上静脉通道，快速输液纠正休克。

3. 气胸、血胸的处理

开放性气胸先将伤口闭合，再按闭合性气胸处理。张力性气胸危及生命，先用粗针头穿刺胸腔减压，变张力性为开放性，再作胸腔闭式引流。少量血胸可穿刺抽液，中等量以上血胸做闭式引流，根据引流血量和速度决定是否需要进一步手术。

4. 心脏压塞的处理

心包穿刺既可作为心脏压塞的诊断方法，也是有效的急救措施。一旦诊断明确，立即送医院手术治疗。

5. 纠正反常呼吸

多根肋骨多处骨折致胸壁软化者，可用敷料加压包扎，纠正反常呼吸。

（二）急诊室处理

1. 一般治疗

除抗休克、抗感染、止血、镇痛及对症支持治疗外，教育患者作有效的呼吸运动，防止肺不张和肺部感染。

2. 胸壁创口

对于穿透性损伤，胸壁创口不能仅做简单缝合，应顺着伤道做仔细的探查，以免漏诊重要脏器损伤，尤其左胸壁创口。

3. 骨折

单根肋骨骨折无须特殊处理，一般予以胸带固定，疼痛明显者可用肋间神经阻滞止痛。多根肋骨多处骨折，胸壁软化者，可采用局部加压包扎、胸壁牵引外固定或手术进行肋骨骨折复位固定。无明显移位的胸骨骨折无须特别处理，移位明显者应在病情稳定后尽早行骨折复位固定。

4. 血气胸

少量闭合性气胸可自行吸收。中等量以上气胸可先行胸腔穿刺抽气，如合并其他部位损伤需用机械通气；抽气不尽，或合并血胸者，可在局麻下行胸腔闭式引流。单纯气胸可经锁骨中线第

2 肋间置管引流，如合并血气胸，则宜经腋中线第 5 肋间置管引流，引流 24～48 小时复查胸片，如肺已复张，漏气已停止 24 小时可拔除引流管。开放性气胸和张力性气胸经急救排气减压后放置胸腔闭式引流管，如仍有大量漏气和肺不张，应尽早行剖胸探查术。血胸应放置胸腔闭式引流管，密切观察引流血量和速度，若一次引流血量超过 1 000 mL，或引流 3～4 小时后，每小时引流血量仍在 120～150 mL，应及时行剖胸探查术。

5. 心脏穿通伤

（1）吸氧：立即大量给氧，保持呼吸道通畅，必要时行气管内插管，加压供氧。

（2）补充血容量：迅速输血、补液，建立两条以上静脉通道。最好行中心静脉插管，既可快速补液，又可监测中心静脉压变化。要适量补给 5% 碳酸氢钠，并进行抗休克治疗。

（3）心包穿刺：心包填塞症状明显者，应做心包穿刺和积极准备手术探查。穿刺时伤员取半卧位。局麻下用 18 号针头由剑突下和左肋弓交接角向后上方慢慢刺入，边穿刺边抽吸。针头进入心包腔内即有血液抽出，即使排出少量血液，伤员情况亦可得到立即好转，对心包穿刺后症状未见改善，近年来多倾向手术治疗，紧急开胸，缝合心脏裂口。

（4）开胸探查：手术清除心包内血液及血凝块，缝合心脏伤口，是最根本的治疗手段。这样可彻底止血，解除对心脏的压迫，并防止日后形成缩窄性心包炎及其他并发症。

（5）心包切除术：度过危险期，日后因心包内血液机化形成缩窄性心包炎的患者，应充分进行术前准备，行心包切除术。

（6）抗感染：给予足量抗生素防治感染。

6. 心脏大血管损伤

诊断一经明确，应争分夺秒进行手术。单纯心肌挫伤主要是卧床休息、给氧和对症处理。

7. 急性肺损伤

处理不当，急性肺损伤可发展为急性呼吸窘迫综合征（ARDS），病死率较高。关键在于早期处理，予以吸氧、限制水和晶体的输入、适量激素治疗；并发肺水肿应予利尿剂；发生低氧血症，及早使用呼吸机行正压通气。

三、护理问题

（一）潜在窒息

由外伤、异物堵塞、气管切开、分泌物堵塞、神志不清、衰弱等因素引起。

（二）清理呼吸道无效

由于创伤、分泌物黏稠、疼痛、衰弱、合并脑外伤、药物等因素引起。

（三）低效性呼吸型态

由于外伤、疼痛、恐惧等因素引起。

（四）气体交换受损

由于外伤、血气胸、呼吸道梗阻、继发感染等因素引起。

（五）体液不足或潜在体液不足

由于外伤、失血、引流、摄入减少等因素引起。

（六）心输出量减少

由于外伤、失血休克、心包填塞等因素引起。

（七）组织灌注量改变

由于外伤、休克、DIC 等因素引起。

（八）疼痛

由于创伤、插管、感染等因素引起。

（九）恐惧

由于外伤、手术疼痛等因素引起。

四、护理措施

（一）一般护理

1. 休克者取半卧位，双下肢抬高 30°；麻醉未清醒前，置半卧位；其他患者均需取 30°半卧位。

2. 昏迷或麻醉未清醒前的患者，应及时清除呼吸道血液、呕吐物、异物。对咳嗽无力，不能有效排痰或呼吸衰竭者，应协助医生及早施行气管切开术，并按气管切开常规护理。

3. 因受凉可以使呼吸道黏膜充血，分泌物增多，加重咳嗽、咳痰，增加患者的痛苦，影响呼吸功能。但室温不宜过高，防止出汗过多。

4. 严重的损伤或有明显缺氧现象时，应给予氧气吸入。一般用鼻导管给氧，每分钟 3～5 L，直至缺氧现象改善，生命体征平稳一段时间后方可停用。

5. 胸部创伤的严重程度不仅在于伤口的大小，更重要的是在于脏器损伤的严重程度。胸部创伤病情多变，所以密切观察伤情变化对于每一个胸部损伤的患者均十分重要。

（1）对生命体征的观察：随时观察血压、呼吸、脉搏，一般每 15～30 分钟测一次，病情平稳后改为 1～2 小时测一次，次日酌情改为 4 小时一次。

（2）对休克的观察：胸部损伤严重的患者，常由于急性大失血，剧烈的疼痛以及因胸膜和肺损伤，导致呼吸、循环功能障碍而发生休克。当发现患者烦躁不安，面色苍白，出冷汗，脉快、细弱，脉压小，尿量减少，中心静脉压降低，并有不同程度的呼吸困难则可考虑为休克。应迅速建立静脉通路，补充血容量，给氧，应备好气管切开包、胸穿包，做好术前准备。

（3）对反常呼吸的观察：此种呼吸多发生于多根、多处肋骨骨折造成胸壁软化者。吸气时局部隆起，使患侧肺不能扩张，纵隔随呼吸摆动，若不及时发现、及早处理，可因此导致心肺功能衰竭甚至死亡。发现此种情况除给氧外应局部放置 1～1.5 kg 沙袋压迫或以厚敷料加压包扎，必要时可做牵引或手术固定。

（4）对张力性气胸的观察：当患者出现呼吸极度困难、发绀、出汗、休克等症状，伤侧胸部向外鼓出，叩诊高度鼓音，听诊呼吸音消失，伴有局部性或广泛性皮下气肿或纵隔气肿时，应考虑为张力性气胸，应立即在患者第二肋间锁骨中线处插针排气，做好闭式引流准备，并协助医生进行抢救。

（5）对咯血的观察：胸部损伤患者常因支气管和肺受损而引起咯血，要注意观察咯血的量及性质。痰中带血丝为轻度肺、支气管损伤，安静休息数日后可自愈。咯血或咳大量泡沫样血痰，常提示肺、支气管严重损伤。对这样的患者首先要稳定情绪，鼓励咳出支气管内积血，以减少肺不张的发生。大量咯血时，行体位引流以防止窒息，并做好剖胸探查的准备。

（6）对伤口和切口的观察：对清创前的伤口，除了观察有无渗血和漏气外，还需要观察伤道，了解伤道的路径和可能伤及的器官。例如，对心肌前区的细小伤口也需想到可能伤及心脏。要注意观察有无心脏压塞症状（如血压低、脉压小，颈静脉怒张，心音遥远，静脉压升高，心浊音界扩大等）。

（7）对皮下气肿的观察：皮下气肿在胸部损伤患者中较为多见，气体进入组织间隙中，逐渐向皮下蔓延，局部可有肿胀，压之有捻发音。一般单纯性皮下气肿首先出现于胸部外伤处，而后向四周扩散，患者仅有局部不适和压痛，无其他影响，要向患者做解释，免除顾虑，如能除去病因往往不需特殊治疗，一周内气体可自行吸收。如观察不细致，处理不及时，胸腹腔或纵隔的气体压迫血管，尤其是压迫肺静脉时，可引起患者肺水肿及循环障碍，甚至危及生命。

（8）对合并损伤的观察：胸部损伤的患者，多数经纠正呼吸循环障碍后，病情能较快的控制，好转。如经处理后病情仍未好转，又不能用胸部损伤解释者，要注意多发伤的存在。除严密观察生命体征外，应注意观察发现有无合并颅脑、腹、脊柱、四肢等部位的损伤。

6. 手术后清醒的患者，应鼓励其咳嗽，做深呼吸，定时翻身拍背，协助排痰，并注意记录痰的色、质、量。辅助患者咳痰是胸部损伤的重要常规护理工作，对保持呼吸道通畅，促进肺膨胀，减少并发症有重要作用。如血压稳定，咳嗽时患者宜采用坐姿或半坐卧位，护士位于患者背后，用两手分别扶住手术切口前后部位，伸开手掌紧贴于切口上，略加压力，嘱患者咳嗽，这种能减轻咳嗽时伤口振动所引起的疼痛，从而使患者有效地咳出痰液。此外，饮一些温开水也有助于咳嗽。术后 24 小时内，一般宜每隔 1～2 小时辅助患者咳嗽一次，以后 2～4 小时咳嗽一次，直至双肺呼吸音清晰为止。

7. 患者未清醒前，可用棉签协助清洗口腔，清醒后可给予开水含漱。

8. 患者意识完全清醒，生命体征平稳，可先做上肢被动活动，以后随着病情的好转逐渐地增加活动量及上、下肢的主动活动。一般情况下，患者拔除胸腔引流管后即可下床活动。全肺切除或心脏手术的患者，应根据情况延长卧床时间。

（二）症状护理

1. 胸腔闭式引流的护理

（1）严格无菌操作，防止感染：①胸腔引流装置在术前应准备好，并严格执行灭菌措施。②引流瓶及乳胶管应每日更换一次，严格无菌技术，接头处要消毒，瓶内装无菌盐水。③引流口处敷料应 1～2 天更换一次，如有脱落、污染，或分泌物渗湿，则应及时更换。④始终保持引流瓶低于床沿，尤其在搬动患者时，更应注意引流瓶的高度绝不允许高于引流管的胸腔出口平面。

（2）保持引流通畅：①检查引流管是否通畅：如观察到玻璃管内水柱随呼吸而升降，或水封瓶内不断有液体滴出，均说明引流管是通畅的。②患者取半卧位，水封瓶放置于较低的位置。引流管的内径及长度要适宜，上段固定在床沿，下段应保持垂直，勿使引流管扭曲或受挤压。③鼓励患者多变动体位及坐起咳嗽，做深呼吸运动，以利胸膜腔内积液排出，促进肺膨胀。④定时挤压引流管，可每隔 1～2 小时在引流管近胸端用手反复挤压（从上往下挤），以防引流管阻塞。

（3）注意观察引流瓶中引流物的量与性质：观察引流液量、性状。如出血已停止，引出胸液多呈暗红色；创伤后引流液较多，引流液呈鲜红色，伴有血凝块，触之引流胸管温度高，考虑胸腔内有进行性出血，应当立即通知医师，并准备剖胸手术。

2. 胸腔引流管的拔除及注意事项　24 小时引流液小于 50 mL，脓液小于 10 mL，无气体溢出，患者无呼吸困难，听诊呼吸音恢复，X 线检查肺膨胀良好，可去除胸管。方法：安排患者坐在床缘或躺向健侧，嘱患者深吸一口气后屏气拔管，迅速用凡士林纱布覆盖，再盖上纱布、胶布固定。对于引流管放置时间长、放置粗引流管者，拔管前留置缝合线，去管后结扎封闭引流管口。拔管后最初几小时观察患者有无胸闷、呼吸困难、引流管口处渗液、漏气、管口周围皮下气肿等，并给予处理。

五、健康教育

1. 胸部损伤患者常需要做胸膜穿刺、胸腔闭式引流，操作前向患者或家属说明治疗的目的、意义，以取得配合。

2. 向患者说明深呼吸、有效咳嗽的意义，鼓励患者在胸痛的情况下积极配合治疗。

3. 告知患者肋骨骨折愈合后，损伤恢复期间胸部仍有轻微疼痛，活动不适时疼痛可能会加重，但不影响患侧肩关节锻炼及活动。

4. 胸部损伤后出现肺容积显著减少或严重肺纤维化的患者，活动后可能出现气短症状，应嘱患者戒烟并减少或避免刺激物的吸入。

5. 心肺损伤严重者定期来院复诊。

（刘英）

第三节　腹部损伤

腹部损伤是一常见的外科急症。累及腹内脏器的腹部损伤，多数患者有伤情严重、复杂、变化多而快的特点，同时合并腹外损伤可为 50% 左右，其误诊率为 10% ~ 40%，死亡率可高达 20%。

一、护理评估

（一）病因和发病机制

腹部损伤可分为闭合性损伤及开放性损伤，在平时多为闭合性损伤，在战时多为开放性损伤。损伤的严重程度一般与外界的暴力大小有关，但亦与腹腔内脏器解剖特点有关。闭合性腹伤的暴力为直接冲击、突然减速、施力与剪力。直接冲击可造成明显损伤，其严重程度与暴力大小、冲击过程及接触范围密切相关。突然减速多为车祸及高空坠落，身体已停止而内脏仍继续向前运动，因此其较为固定处的血管与组织可撕裂。旋力易造成撕裂伤。剪力往往产生脱手套型损伤，多有大片组织丢失，皮肤与皮下丧失来自其下方肌肉的血供。开放性损伤的致伤原因有刀戳伤与枪弹伤 2 种。刀戳伤除直接伤及大血管与生命器官外，很少有致命性结局及严重并发症。枪弹伤则常造成腹内严重破坏，其破坏程度与速度及距离有关。

在诸多致伤因素中，以机械性损伤最多见。平时以坠落伤、撞击伤、挤压伤、压砸伤等多见，且多引起闭合性腹部损伤；战争时则主要为锐器伤和火器伤，多为开放性损伤或多发性复合性损伤。

腹部损伤又可按损伤脏器分为实质性脏器损伤及空肠脏器损伤。实质性脏器损伤可引起腹腔内出血或腹膜后血肿，空腔脏器损伤内容物外溢可引起腹膜炎。因此对腹部损伤的伤员，应当及早做出诊断，积极治疗。

（二）临床表现

患者有外伤史，应注意详细询问，如受伤情况、受伤部位、受伤至就诊时间以及受伤后至就诊时的病情变化。

1. 症状

（1）腹痛：腹部损伤后的最主要症状即是腹痛。伤后早期，患者指出的疼痛最重部位往往是脏器损伤部位，但早期无剧烈腹痛者并不能排除内脏损伤之可能。如脾破裂患者，有时疼痛并不显著，而以失血性休克为主要症状。

（2）恶心、呕吐：空腔脏器、实质性脏器损伤均可刺激腹膜，引起反射性恶心、呕吐，腹膜炎引起麻痹性肠梗阻，多发生持续性呕吐。

（3）腹胀：多在伤后晚期出现，为腹膜炎造成的肠麻痹所致，多呈持续性，且常伴有肠鸣音减弱或消失。一旦出现水、电解质平衡紊乱，可出现腹胀。

（4）胃肠道出血：胃、十二指肠损伤常表现为呕血，多混有胃液、胆汁和食物残渣。如在伤后出现上腹部绞痛，随之出现呕血多半是胆管损伤。伤后大便有鲜血，说明结肠或直肠有损伤。

（5）血尿：提示肾脏、输尿管、膀胱和后尿道可能有损伤。

（6）肩部疼痛：肝、脾损伤后，刺激膈肌可发生放射性肩部疼痛。左肩疼痛表示可能有脾脏损伤；右肩疼痛表示可能有肝脏损伤。

（7）右侧大腿放射性疼痛：腹膜后十二指肠损伤，十二指肠液流入腹膜后间隙，刺激右侧腰神经，可引起右侧大腿放射性疼痛。

2. 体征

（1）伤口与淤斑：开放性腹部损伤者见腹壁伤口，腹壁挫伤有皮下淤斑或伴大小不等的腹壁内血肿。

（2）腹膜刺激征：腹部压痛、肌紧张及反跳痛是急性腹膜炎的主要体征。压痛、肌紧张最明显处也往往是损伤病灶处。实质脏器破裂出血，腹膜刺激征程度一般较空腔脏器破裂为轻。

（3）腹部移动性浊音：腹腔内有 500 mL 的积血或渗液，当患者体位由平卧转为侧卧时，叩诊检查有移动性浊音，对确定腹内脏器损伤较有价值。

（4）肝浊音界改变：胃肠破裂，尤其是以胃十二指肠、结肠破裂，胃肠内气体溢至腹腔，可致肝浊音界缩小或消失。肝脾破裂时因其周围有凝血块积存，故肝浊音界可增宽。

（5）肠鸣音减弱或消失：判断应以频率、音调、音响三方面来分析，听诊时间应在 3～5 分钟。腹腔内出血、腹膜炎及肠麻痹都可引起肠鸣音减弱、稀疏或消失。

（三）实验室及其他检查

1. 实验室检查

腹腔内实质性脏器破裂出血时，红细胞、血红蛋白、血细胞比容等数值明显下降，白细胞计数略有增高。空腔脏器破裂时，白细胞计数和中性粒细胞比例明显上升。胰腺、胃或十二指肠损伤时，血、尿淀粉酶值多见升高。尿常规检查若发现血尿，提示有泌尿系统损伤。

2. 影像学检查

(1) B 型超声检查：可发现脏器内直径为 1~2 cm 的血肿，对肝、脾、肾等实质性脏器损伤的确诊率达 90%。若发现腹腔内积液和积气，则有助于空腔脏器破裂或穿孔的诊断。

(2) X 线检查：胸腹部 X 线检查可辨别有无气胸、膈下积气、腹腔内积液以及某些脏器的大小、形态和位置的改变；还可了解有无季肋部肋骨骨折、腹膜后积气或腰大肌阴影消失等。条件允许时，可行选择性动脉造影。

(3) CT 检查：能清晰地显示肝、脾、肾等脏器的包膜是否完整、大小及形态结构是否正常、出血量的多少，对显示胰腺损伤及腹膜后间隙的异常变化比 B 超更准确。

3. 腹腔穿刺

如抽出不凝固血液为实质性脏器损伤，抽出炎性渗液为空腔脏器损伤。

4. 腹腔灌洗

一般在脐下中线处做小切口或直接用套管针进行穿刺，将一多孔塑料管或腹膜透析管插入腹腔 20~30 cm。如能引流出血性物即可决定手术。如无液体可抽得，则注入生理盐水 1 000 mL（10~20 mL/kg），放低导管另一端并连接无菌瓶，令液体借助虹吸作用缓缓流出。有下列情况之一即为阳性：①肉眼血性液（25 mL 血可染红 1 000 mL 灌洗液）；②有胆汁或肠内容物；③红细胞计数超过 10 万/mL 或白细胞计数超过 500/mL；④淀粉酶测定超过 100 苏氏单位。腹腔灌洗早期诊断阳性率比腹腔穿刺高，还能进行连续观察，而不必多处反复穿刺。

5. 腹腔镜

经上述辅助检查仍不能确认且疑有内脏损伤时，可考虑行腹腔镜检查，直接观察内脏损伤的性质、部位及程度，阳性率超过

90%，可避免不必要的剖腹探查。

二、治疗要点

（一）现场急救

首先处理威胁生命的因素，如窒息、开放性气胸、明显的外出血等，包括恢复气道畅通、止血、输液抗休克。若腹部有开放性伤口且有内脏脱出，不能将脱出物强行回纳腹腔，以免加重腹腔污染，应用洁净器皿覆盖脱出物，初步包扎伤口后，迅速转送。全身损伤情况未明时，禁用镇痛剂；确诊者可使用镇痛剂以减轻创伤所致的不良刺激。

（二）治疗要点

1. 非手术治疗

治疗措施：禁食，必要时做胃肠减压，以减少胃肠内容外溢及胃肠胀气。应用广谱抗生素，防治腹腔感染。每 15 分钟测量血压、脉搏、呼吸并进行比较分析。每 30 分钟检查一次腹部体征、血常规、红细胞压积，并进行对比。必要时进行腹腔诊断性穿刺。诊断未明确不可应用止痛剂。有伤口者须同时注射破伤风抗毒素 1 500 U。临床需注意，在有腹内脏器伤的患者中，约 10% 开始并无明确体征，因此暂时决定进行保守治疗者，需要由有经验的医生进行连续观察。当反复观察分析仍难以确定有无内脏伤时，宁可及早剖腹，以免坐失时机，造成严重后果。

2. 手术治疗

有下列情况者应考虑剖腹探查：有明确的腹膜刺激征；有腹腔游离气体；腹腔穿刺或灌洗阳性；胃肠道出血；积极抗休克治疗病情不见好转，反而恶化，并且已排除了内科原因；红细胞计数及红细胞压积进行性下降者。一旦决定手术，就应尽快完成手术术前准备；建立通畅的输液通道，交叉配血，安放鼻胃管及尿管。如有休克，应首先快速输入生理盐水或乳酸钠林格氏液，对于循环血容量严重不足的危重病例，速度可以快到 15 分钟内输入 1 000～2 000 mL。反复测定中心静脉压，可对补液的数量和速度提供极有价值的指导。合理补充有效血容量，会使大多数患者情况好转，此时进行手术，安全性较大，手术死亡率和并发症发生率都会低得多。但如患者有腹腔内活动大出血，上述复苏措施便不会有稳定的疗效，应在积极输血的同时行剖腹检查。不能拘泥于收缩压上升到 90 mmHg 以上方能手术，以免延误手术时机。

三、护理问题

（一）焦虑/恐惧
与意外创伤的刺激、出血及内脏脱出的视觉刺激等有关。
（二）疼痛
与腹部损伤有关。
（三）体液不足
与损伤致腹腔内出血、渗出及呕吐有关。
（四）潜在并发症
腹腔感染、腹腔脓肿、失血性休克。

四、护理措施

（一）急救
腹部损伤可并发多发性损伤，在急救护理时应分清主次和轻重缓急，积极配合医生抢救患者。①首先处理危及患者生命的表现，如心跳呼吸骤停、窒息、大出血、张力性气胸等；②对已发生休克者应迅速建立通畅的静脉通路，及时补液，必要时输血；③对开放性腹部损伤，应妥善处理伤口，及时止血，包扎固定，如伤口有少量肠管脱出，急救时应覆盖保护好，暂不要还纳，以免污染腹腔；较大伤口大量肠管脱出，应先回纳入腹腔，暂行包扎，以免加重休克。

（二）一般护理

1. 休息与体位

绝对卧床休息，大、小便不离床；若病情稳定，可取半卧位。

2. 输液和饮食

禁食期间需补充足量的液体，防治水、电解质及酸碱平衡失调。待肠功能恢复后，可开始进流质饮食。

3. 应用抗生素

腹部损伤后应用广谱抗生素防治腹腔感染。

4. 心理护理

关心患者，加强交流，向患者解释腹部损伤后可能出现的并发症、相关的医疗和护理，使患者解除焦虑和恐惧，稳定情绪，积极配合各项治疗和护理。

5. 完善术前准备

一旦决定手术，应尽快完成手术前准备，除常规准备外，还应包括：①交叉配血，有实质性脏器损伤时，配血量要充足；②留置胃管、尿管；③补充血容量，血容量严重不足的患者，在严密监测中心静脉压的前提下，可在 5 分钟内输入液体1 000 ~ 2 000 mL。

（三）症状护理

几乎所有的腹部损伤（除腹壁软组织挫伤外）均需手术治疗。故腹部损伤患者的手术前后护理十分重要。其次肠瘘是其重要并发症，其专科性较强，也是腹部损伤的护理重点之一。

1. 腹部损伤的术前护理

（1）心理护理：向患者及家属做好解释工作，说明手术的必要性以取得合作，消除患者的紧张和恐惧心理。

（2）做好输血、补液准备：尽早采血送检、配血，用同一针头快速输入平衡液。最好选用上肢静脉补液，因为腹部损伤患者可能有下腔静脉系统的血管损伤，用下肢静脉补液有增加出血的可能。

（3）留置鼻胃管，抽出胃内容物，观察有无出血，并持续引流。以防急性胃扩张和吸入性肺炎。

（4）一般行剖腹探查术的患者，均宜留置导尿管，有助于了解有无泌尿系器官损伤，有利手术中、术后观察补液情况和预防尿潴留。

（5）备皮：按常规备皮。

2. 腹部损伤的术后护理

目的是观察伤情，预防、发现和处理并发症，尽量减少患者痛苦，促进功能恢复。

（1）术后护理：接患者回病房后，要平稳和细心地将患者移上病床，尽量减少震动，以免引起血压突然下降。要保护好手术部位和输液肢体，并注意防止体内引流管脱出，了解手术方式进行护理。

（2）加强生命体征的观察：患者在术后1～3天体温皆略有升高，通常较少超过38.5℃，术前腹膜炎严重者除外，并逐步降至正常，此为术后反应，不需特殊处理。如术后第三天体温不降反而升高，应考虑术后感染。脉搏如在每分钟100次以上，且与体温不成比例，血压有下降趋势，应结合全身情况考虑血容量不足或有内出血之可能。应进一步检查和处理。注意呼吸频率及有无呼吸困难，必要时给予吸氧。

（3）饮食护理：术后应禁食，经静脉输液，维持营养和水、电解质平衡。准备记录每日出入量。一般禁食48～72小时，待胃肠道功能恢复，腹胀消失，排气或排便后，开始少量流质饮食，逐日加重，6天后酌情改为半流质饮食。

（4）做好各种引流管的护理：腹部损伤重的患者引流管较多，如胃肠减压管、腹腔引流管、胃肠造瘘管、留置导尿管、输液管、胸腔闭式引流管、T形引流管等。能否保持这些管道的通畅，关系到患者的预后及生命安全。因此加强各种管道的护理，是腹部损伤护理的重点之一。

（5）密切观察伤情变化：①对伤口的观察。随时观察患者伤口有无出血、渗出、包扎是否严密，敷料有无脱落和移动，局部皮肤有无发红、坏死，伤口疼痛程度等，如有异常情况时应酌情给予处理。手术后 2～3 天切口疼痛逐渐减轻、加重或一度减轻后又加重，体温、白细胞计数增高，则可能有切口感染，应检查切口情况。如已有早期炎症现象，应尽早使用广谱抗生素和局部理疗等。对于健康情况较差，组织愈合能力差或切口感染的患者，在其咳嗽、呕吐、喷嚏时，应特别注意防止腹压突然增加，可用双手扶持切口两侧腹壁，预防切口裂开，同时也可减轻疼痛，有利于咳嗽。②对腹部症状、体征的观察。主要观察腹痛、腹胀、腹膜刺激征，肠鸣音恢复及肛门排气等情况。当麻醉作用消失后，患者开始感觉切口疼痛。手术后 24 小时内最为剧烈。为了减轻患者痛苦，术后 1～2 天应给予镇痛剂及镇静剂。腹部手术后患者常有不同程度的腹胀。但随着胃肠的蠕动恢复，肛门排气后即可缓解。如术后数日，仍未有肛门排气，腹胀明显，肠鸣音消失，可能有腹膜炎或其他原因所致的肠麻痹。后期出现阵发性腹痛、腹胀、排便及排气停止，应考虑为粘连性肠梗阻。大便次数多，体温高，下腹胀痛，要考虑盆腔脓肿。应密切观察，记录并及时报告医生采取措施。

（6）鼓励患者早期活动：可增加呼吸深度，扩大肺活量，促进呼吸道分泌物排出，预防肺部并发症；促进胃肠道功能恢复，减少腹胀增进食欲，预防肠粘连；促进血液循环，减少静脉瘀血，预防下肢静脉血栓形成影响伤口愈合。还可防止尿潴留及便秘等。所以护理上要做到以下几点：①当患者麻醉清醒后即开始鼓励其做深呼吸，协助其咳嗽、翻身和四肢活动。②除有禁忌者外，一般于手术后 2～3 日，开始在床上活动四肢，注意保暖，拔除胃管后，可酌情下地活动（在护理人员协助下）。活动量及活动范围要逐步增加，不可过分活动。

（7）加强口腔及皮肤的护理，防止口腔炎和压疮的发生。

3. 肠瘘的护理

肠瘘护理工作量大，除了病情观察，基础护理外，还要防止压疮及瘘口局部的护理工作，是腹部损伤护理重点之一。

（1）高位肠外瘘的护理：①发生瘘的初期，由于炎症、水肿的存在，治疗上应充分引流，及时吸除消化液，使炎症、水肿迅速消退。保证瘘管通畅，必要可用生理盐水冲洗。吸引力不宜过大，以免损伤组织，详细记录冲洗液和引流液的量及性质。②经吸引后，已形成完整的瘘管，但未愈合或已形成唇状瘘，为了减少肠液的流失，可进行"堵"。常用的是硅胶片，将其从瘘口放入肠腔将瘘口堵住，使肠内容物不外漏，达到缩小瘘口，维持营养的目的。注意观察其效果，及早防治营养不良。

（2）肠造瘘术后的护理：①结肠造瘘口的局部护理。造瘘口开放后初期，一般粪便稀，次数多，易刺激皮肤而发生湿疹。应以油纱布外翻的肠黏膜覆盖，四周皮肤涂氧化锌软膏保护。瘘口敷料需及时更换。保持局部及床铺的整洁。待 3~5 天黏膜水肿消退，大便变稠即可用清水洗净皮肤后使用肛门袋收集粪便。肛袋宜间断使用，否则可致造瘘口黏膜受损。②对瘘口周围伤口很大、不易固定粪袋的患者，应加强局部吸引。③注意饮食调节，术后肠鸣音恢复即可给予流质饮食，能量不足部分可由静脉补充。以后酌情改为半流质至普通饮食。

五、健康教育

1. 加强宣传劳动保护、安全生产、安全行车、遵守交通规则的知识，避免意外损伤的发生。

2. 普及各种急救知识，在发生意外事故时，能进行简单的急救或自救。

3. 一旦发生腹部损伤，无论轻重，都应经专业医务人员检查，以免贻误诊治。

4. 出院后要适当休息，加强锻炼，增加营养，促进康复。若有腹痛、腹胀、肛门停止排气排便等不适，应及时到医院就医。

（刘英）

第四节　脊髓损伤

大约20%的脊柱骨折合并脊髓损伤，脊髓损伤后果极为严重，对劳动力影响极大，给个人、家庭和社会带来很大影响。早期及时而有效处理直接影响到伤员的预后。

一、护理评估

（一）病因

脊髓损伤的原因有很多，一般分为五类：

1. 挫伤

如脊椎骨折脱位、挫伤脊髓。

2. 压迫

如椎管内骨折块或血肿压迫脊髓。

3. 缺血

如胸腹主动脉瘤突然破裂或手术阻断，致其供养的脊髓发生缺血。

4. 锐器伤

如刀伤切割。

5. 火器伤

枪弹、弹片除直接击伤脊髓外，椎管外火器伤还可由于冲击压力波进入椎管而损伤脊髓。

脊柱骨折脱位损伤脊髓时，同时存在几种损伤因素，如严重脱位可将脊髓切断；一般骨折脱位除损伤当时挫伤脊髓外，移位的骨折片可持续压迫脊髓；骨折可损伤脊髓的根动脉或前动脉，导致脊髓血供障碍而发生缺血性损伤。

（二）临床表现

1. 脊髓损伤

在脊髓休克期间表现为受伤平面以下出现弛缓性瘫痪，运动、反射及括约肌功能丧失，有感觉丧失平面及大小便不能控制。2~4周逐渐演变成痉挛性瘫痪，表现为肌张力增高，腱反射亢进，并出现病理性锥体束征。胸段脊髓损伤表现为截瘫，颈段脊髓损伤则表现为四肢瘫。上颈椎损伤的四肢瘫均为痉挛性瘫痪，下颈椎损伤的四肢瘫由于脊髓颈膨大部位和神经根的毁损，上肢表现为弛缓性瘫痪，下肢仍为痉挛性瘫痪。

2. 脊髓圆锥（骶3~5）及马尾损伤

正常人脊髓终止于第一腰椎体的下缘，因此，第1腰椎骨折可发生脊髓圆锥损伤。脊髓圆锥内有脊髓排尿中枢，损伤后不能建立反射性膀胱，只能形成自律性膀胱，大小便失禁，并有阳痿、直肠括约肌松弛及臀肌萎缩，会阴部皮肤鞍状感觉缺失。膝腱和跟腱反射存在，肛门和龟头—球海绵体肌反射消失。如果损伤仅在圆锥部可无肢体瘫痪。第二腰椎以下的椎骨骨折及脱位，仅能损伤马尾神经，且多为不完全性损伤。表现平面以下下肢弛缓性瘫痪，腱反射消失，感觉障碍不规则，括约肌和性功能障碍明显，没有病理性锥体束征。

（三）实验室及其他检查

1. X线检查

摄脊柱前后位及侧位片，或加摄两侧斜位片，疑有第一、二颈椎损伤时需摄张口位片，必要时进行薄层连续断层摄片。

2. 腰穿及压迫颈静脉试验

观察椎管是否阻塞，脑脊液是否含血等，对进一步诊断处理有帮助。但必须注意患者体位，防止加重骨折脱位造成的症状。

3. 其他

必要时进行脊髓造影、椎间盘造影或选择性脊髓动脉造影。脊椎脊髓 CT 扫描，是目前诊断脊髓损伤的精确有效方法。

二、治疗要点

脊髓损伤现场急救的关键是保持呼吸道通畅，采用正确的搬运方法，防止脊髓损伤的进一步加重。在现场，凡疑有颈椎骨折患者，一律用颈托或沙袋进行头部制动，如呼吸困难需要辅助通气，紧急情况下可先行环甲膜穿刺，再行气管切开术。如病情允许，也可行经鼻气管插管术，切不可行经口气管插管术。因为经口气管插管需颈部过伸，对有颈椎损伤患者可能产生严重的后果。

1. 非手术治疗

1) 一般处理：脊髓损伤常伴有其他脏器的损伤，尤其对有脊髓休克的患者，在处理上必须做全面细致的检查和周到的考虑。伴有颅脑损伤者，应先处理颅脑伤，包括必要的颅脑手术。伴有内脏损伤及出血性休克者，应先纠正休克，处理内脏伤，后处理脊髓损伤。对高位损伤者可有呼吸困难，宜早期做气管切开。如患者瘫痪时间较长，应加强基础护理，防治压疮，定期膀胱冲洗，防止因留置导尿管所致的尿路感染。患者应卧床休息，伤部可垫上枕头，保持躯干处于过伸位，可望改善畸形或骨折脱位复位。

2) 药物治疗

（1）脱水剂：各种急性脊髓损害中，组织的水肿反应是一种重要的病理改变，由于软脊膜的包裹，使脊髓组织受压而发生坏死易导致不可恢复的瘫痪，故积极处理病变组织的水肿，有相当重要的作用。由于有些患者因条件限制不能立即手术，因此选用较强的脱水剂，如尿素、甘露醇、甘油等，可减轻脊髓水肿，达到一定治疗效果，但脱水剂使用不宜过长，否则有引起低血钾和肌无力症等潜在危险。在治疗时要密切观察肾功能情况。此外，脱水剂仅能减轻脊髓病变的水肿，但不能阻止缺血或出血以防止瘫痪的进展。

（2）利血平：文献报道利血平能使神经系统中的儿茶酚胺减少，干扰多巴胺转变为去甲肾上腺素，在脊髓损伤后 15 分钟给药，并在 12 小时后再给药，能有效地防止出血性坏死，且比手术减压、高压氧或肾上腺皮质激素的疗效为优。

（3）甲泼尼龙：该药可增加脊髓血流量，减少脊髓类脂质过氧化和组织变性，促进脊髓冲动的产生。Mean 报告脊髓损伤后 1 小时使用大剂量甲泼尼龙可保护脊髓微血管灌注，明显增强脊髓伤后功能的恢复。

（4）甲状腺素：文献报道，在动物和患者脊髓损伤后均有甲状腺功能受抑制。国外有人实验证明，甲状腺素能促进脊髓损伤的功能恢复，其机理可能是增加了脊髓的血流。

（5）纳洛酮：脊髓损伤后可释出内腓肽使自动调节丧失，从而引起局部血流降低，纳洛酮可阻断内腓肽的这种病理生理反应，增加局部血流，减轻脊髓损伤。Faden 等的实验证实纳洛酮于脊髓损伤早期（伤后 1 小时）和后期（伤后 4 小时）均有治疗作用，功能恢复比对照组明显。

2. 手术治疗

（1）适应证：①开放性脊髓损伤，无明显感染者；②伤后出现不完全神经系统功能障碍，但在观察期间症状有进行性加重者；③椎管内有异物存在，或有碎骨片压迫脊髓者；④骨折脱位严重，压迫脊髓可腰穿有梗阻者；⑤火器伤导致脊髓完全或部分损伤者。

（2）术前准备：①正确搬运脊髓损伤患者；②进行全身检查，不延误胸腹脏器损伤出血的处理；③根据脊柱 X 线平片、CT 等检查结果，决定手术治疗方式。

（3）手术方式：①切开复位和固定术；②椎板切除减压术；③脊髓前入路减压术。

（4）术中注意事项：①采取适当的体位，避免加重脊髓损伤；②术中操作轻柔、仔细，必要时在显微镜下进行。

（5）术后处理：①积极治疗和预防压疮、肺部和泌尿道感染及肢体挛缩；②进行运动锻炼，防止发生关节强直和肌肉挛缩。

三、护理问题

（一）躯体移动障碍
与颈椎骨折损伤颈脊髓有关（受伤平面以下感觉、运动丧失，反射消失）。

（二）潜在型、低效型呼吸型态
与脊髓损伤有关。

（三）有体温升高的危险
与体温调节中枢功能紊乱有关。

（四）疼痛
与损伤有关。

（五）预感性悲哀
与颈脊髓损伤后患者突然丧失自我照顾能力有关。

（六）潜在的皮肤完整性受损
与颅骨牵引、反射失调有关。

（七）潜在的感染
与下列因素有关：

1. 颈髓损伤后呼吸肌麻痹，肺膨隆不全。

2. 长期卧床，咳嗽无力，分泌物坠积于肺。

（八）潜在的废用综合征

与颈脊髓损伤后四肢不能活动有关。

四、护理措施

（一）心理护理

截瘫患者由于突然失去了独立生活的能力，对个人生活、婚姻、工作、前途等会有许多顾虑，表现为抑郁、愤怒、内疚。针对患者的心理情况应做好精神护理，给予安慰与鼓励，帮助患者树立战胜疾病的信心，积极配合治疗。

（二）疼痛的处理

脊髓损伤平面以下截瘫，痛觉失去，可在椎体骨折部位仍有疼痛感觉存在。为此，必须保持局部的稳定，方可止痛。翻身时勿扭转躯干，搬运颈椎骨折的患者，应注意保持颈椎的生理曲度，颈椎双侧可置沙袋固定，防止头部转动。

（三）确定知觉平面，指导肢体活动

反复多次地由远端至近端的测定感觉平面，并做好记录，可明确病情变化和治疗的效果。若感觉平面逐渐上升，应考虑椎管内出血、血肿压迫，应及时手术探查。同时也要检查肢体的活动范围，不能自主活动的部位应给予按摩及被动活动，能做自主活动的部分，必需指导功能活动，防止关节畸形。

（四）呼吸系统并发症的防治

截瘫患者易发生呼吸道梗阻及感染，也是截瘫患者早期死亡的主要原因，因此，应鼓励、帮助患者排出呼吸道的分泌物，如拍打胸背部，定时翻身、体位引流，通过运动促进肺部的血液循环，帮助痰液排出。痰液不易排出时，可给予超声雾化吸入，如用糜蛋白酶、庆大霉素等药，使痰液稀释、松动，易于咳出。高位截瘫患者出现呼吸困难时可行气管插管并用呼吸机辅助呼吸，而气管切开对改善呼吸困难无多大意义。此外，应适当应用抗生素，防治肺部感染。

（五）泌尿系统并发症的防治

瘫痪患者泌尿系统可出现多见的三种并发症：感染、结石、尿失禁。护理应注意以下几点：

1. 尿潴留应留置导尿，操作注意无菌，引流瓶每日更换，尿管每周更换。

2. 为防残留尿引起感染、结石，应用呋喃西林液（1:6 000）或生理盐水冲洗膀胱，鼓励患者多饮水，每天在 1 500 mL 以上为宜，以便冲出尿中沉渣，预防结石。

3. 保持尿道口清洁，每日用新洁尔灭棉球擦洗尿道口 2 次。

4. 伤后 6 周可以训练排尿功能，管道夹闭定时开放，每次放尿后用双手挤压耻骨联合上端以排出残余尿。一旦反射性膀胱建立，可拔除尿管。

（六）中枢性高热的护理

患者体温常高达 40℃，要注意以下几点：调节室温、保持通风；鼓励患者多饮水；物理降温，可采用冷敷、擦浴等方法。

（七）压疮的预防和护理

截瘫患者皮肤失去感觉，自主神经功能紊乱，局部缺血，容易发生压疮，好发部位为骨突起处。间歇性解除压迫是有效预防压疮的关键，在早期应每 2～3 小时翻身一次，分别采用仰卧、左右侧卧，有条件的可使用特制翻身床、小垫床、明胶床垫、分区域充气床垫、波纹气垫等。特别要注意保护骨突部位，可使用气垫或棉圈等，使骨突部位悬空，每次翻身对受压的骨突部位进行按摩。压疮的早期征象是受压皮肤呈暗红色，弹性降低，继而出现水疱。此时，如能加强护理，使局部不再受压，将水疱抽空，保持皮肤干燥，并在周围轻轻按摩，可望恢复。对面积较大，组织坏死较深的压疮，则应按外科原则处理创面。

（八）患者的饮食及消化道护理

1. 截瘫患者消化功能紊乱，多有食欲缺乏和便秘。伤后一周内为避免腹胀可适当限制食量，用输液等方式补充营养。2~3周病情稳定，消化功能逐步恢复，应给高热量、高蛋白、高脂肪、高维生素饮食，多食新鲜水果。及时了解患者进餐及消化的情况。

2. 鼓励患者自行排便，便秘者按医嘱服用液状石蜡等润肠缓泻药物，必要时用灌肠或手法清除粪块。

3. 如有肠管胀气，可行腹部按摩、胃肠减压、肛管排气或灌肠等。

（九）肢体护理

1. 早期被动活动关节，防止萎缩，按摩肌肉每日 4 次，每次按摩要有顺序，捏起要有力，同时要注意手法。

2. 急性期 2 个月后，视病情让患者由轻到重，由坐到起，由近到远，循序渐进地进行功能锻炼，疗效比较好。

五、健康教育

1. 不断向患者和家属宣传医学知识，介绍有关治疗、护理和康复的方法和意义，以取得配合。

2. 截瘫患者的病程长，甚至伴随人的一生，遗留形态、能力、社会适应力等方面的缺陷或下降。

3. 患者出院时必须确认患者的自理能力，在回归家庭、回归社会前，作相适应的康复指导。

4. 继续功能锻炼，使残存的功能得以最大限度的发挥，培养日常生活的自我能力，预防合并症的发生。

5. 定期返院检查，以获得功能康复、心理康复、社会能力恢复的指导。

（徐玲玲 许惠敏 栾楠桦）

第五节　眼球穿通伤

眼球穿通伤是指一切在眼球上有穿通伤口的外伤。可由尖锐物体刺伤，异物射入眼球，钝器伤及眼球所致。致伤物贯穿眼。造成眼球前后壁均有穿通口称为眼球贯通伤，是眼球穿通伤的一种类型。

一、护理评估

（一）病因

致伤原因以被崩起的铁片刺入或小铁块打入眼内为最多，其次是儿童在玩锐器时被刺伤，也有被树枝、高粱秆或竹子等刺伤。眼球穿孔伤除直接造成眼组织损伤外，还会因眼内容物脱出、感染、眼内异物，以及愈合过程中瘢痕收缩所产生的严重影响而失明，有时还会因发生交感性眼炎而累及健眼。

（二）临床表现

细小穿孔和性质稳定的小异物，影响不大。因穿孔可自然愈合，小异物长期安卧球内。但一般情况眼球穿孔伤与眼球内异物病情比较重，甚至毁坏眼球丧失视力。

1. 组织损伤与眼球内容脱出

角膜穿孔伤的损伤使角膜水肿混浊，愈后为不透明瘢痕代替。较重的穿孔与异物可严重损伤眼内容（出血、晶体破裂混浊、玻璃体混浊）及使其大量脱失。

2. 眼球内异物的危害

物理性刺激引起肉芽肿，以生物性异物显著。化学性刺激，如铁、铜等可引起铁锈症或铜锈症，终致眼球毁坏，丧失视力。

3. 眼球内感染

细菌由穿孔进入，或异物带入，感染化脓形成眼内炎。

4. 交感性眼炎

一眼穿孔伤，引起健眼的色素膜炎，称交感性眼炎。伤及色素膜，特别是睫状体，或嵌在伤口，或异物存留均是交感性眼炎的危险因素。伤后 2～8 周是交感性眼炎的易发病期。如不及时救治，则致双目失明。

5. 其他可能出现的体征

①眼压降低；②前房变浅；③虹膜小孔；④瞳孔变形；⑤晶体混浊；⑥视力下降。

（三）实验室及其他检查

X 线摄片或 B 超检查，必要时 CT 检查，以明确眼内有无异物存留。

二、治疗要点

（一）防治感染

眼球穿孔伤常由于致伤物将病原微生物直接带入眼内或由于伤口保持开放而以后发生感染。故对眼球穿孔伤的患者，首先应注意防治感染。在初步了解受伤部位和伤口情况之后，先清拭眼睑及其周围皮肤，以生理盐水棉签清洁眼部，如疑有污染则以1∶5 000升汞溶液清洁，但不可做冲洗。在进行各种检查和处理后，结膜囊涂抗生素眼膏，必要时结膜下注射抗生素，无菌纱布包扎。全身应用足量抗生素，注射破伤风抗毒素。

（二）处理脱出或嵌顿的眼内组织

1. 虹膜

对脱出的虹膜组织，原则上应予剪除，并防止有污染的眼内组织重新退入眼内引起感染。但如脱出较少，又无污染时，可用抗生素充分冲洗后送回眼内，以防形成多瞳症、瞳孔变形等。

2. 睫状体和脉络膜

睫状体和脉络膜富有血管和神经组织，为了避免出血引起眼球萎缩及诱发交感性眼炎等不良后果，应在应用抗生素冲洗后，尽可能恢复其原来的解剖部位，若损伤严重或有感染时，则需切除之。

3. 晶体和玻璃体应切除。

（三）处理异物

伤口内的异物或其他可自原伤口取出的异物应先摘除之，再处理伤口。如异物不能由原伤口摘除，则先处理伤口，二期手术摘除异物。

（四）处理伤口

伤口小而又未哆开，对合良好，无眼内容物脱出者，不必缝合。较大的伤口，前房不能自然形成或有眼内容物脱出的伤口，应尽早缝合。角膜伤口不能严密对合，缝合后仍有房水流出者，或角膜破碎难以直接缝合者，可用结膜瓣遮盖修复。创口很大，眼球损伤严重，难以保留者，可考虑眼内容物剜除术或眼球摘除术。

（五）防治出血

患者静卧，伤眼或双眼包扎，避免震动和压迫眼球，应用止血剂等。

（六）防止炎症反应

局部采用散瞳，全身应用皮质类固醇、水杨酸钠等。

（七）其他

积极治疗各种并发症。

三、护理问题

（一）感知改变

视力下降，与眼内组织伤及眼内积血有关。

（二）疼痛

眼部疼痛，与眼压升高及眼组织损伤有关。

（三）潜在并发症

外伤性虹膜睫状体炎、化脓性眼内炎及交感性眼炎，与眼内组织损伤有关。

（四）焦虑、绝望

与伤后患者一时难以接受有关。

（五）预感性悲哀

与伤后预感视力下降有关。

四、护理措施

（一）一般护理

1. 对眼外伤的患者及家属需要安定情绪，迅速安排急诊、急救。及时了解伤情，向患者及家属解释病情、治疗方法及预后，开导患者消除或减轻焦虑、恐惧和悲哀心理，使患者能够正确面对现实，增强自信心，积极配合治疗和护理。

2. 做好应急处理，原则上不要敞开伤口长途转送，以免加重伤势，增加感染的危险。可采取包扎患眼、防止感染、止血、止痛等必要措施。

3. 给予半流质饮食。

4. 避免咳嗽，以免加重眼内出血及引起并发症。

5. 入院后立即清洁创面，备皮，做普鲁卡因过敏试验，注意破伤风抗毒血清，做好手术准备。

（二）病情观察与护理

1. 注意致伤的原因及时间，细致检查全身情况，做好抢救准备。严密观察血压、脉搏、呼吸变化，随时观察患者未受伤眼的视力变化及其临床表现，预防交感性眼炎的发生。发现异常，立即通知医师。

2. 突然头痛、眼胀痛，应考虑是否有继发性青光眼，立即通知医师检查处理。

3. 按医嘱应用抗生素、类固醇激素、止血剂、维生素等药物，预防伤口感染及交感性眼炎。对于角膜、巩膜伤口应尽早缝合。眼球内异物患者，要问明异物性质，做好异物定位并配合医师处理。

4. 出院时嘱患者注意健侧眼睛变化，如出现眼痛、畏光、流泪、视力下降，应及时就诊，以排除交感性眼炎。

（三）手术前、后护理

手术者应做好手术前、后的护理，协助医生手术治疗。

（徐惠丽）

第六节　化学性眼烧伤

眼化学伤由化学物质直接接触眼部引起，生产和生活中均可发生。常见的眼部化学伤有酸性烧伤和碱性烧伤。致伤的酸性物质有硫酸、亚硫酸、盐酸、硝酸、醋酸等。碱性物质有氢氧化钠、氢氧化钾、生石灰、氨水等。酸性物质对组织蛋白有凝固作用，接触眼部后，可立即引起组织蛋白凝固，并释放热量引起表层组织炭化，形成一道屏障，阻止酸性物质向深部组织的渗透，病灶相对局限。碱性物质能溶解组织蛋白和类脂质，易向周围及深部组织渗透扩散，因此损伤常较酸性化学伤严重。化学物质的性质、浓度、接触眼部的时间是影响眼化学伤严重程度的主要因素，酸碱性越强、浓度越高、接触时间越长，损害越严重。及时发现，及时处理对预后至关重要。

一、护理评估

（一）病因

在生产和生活中，常常由于各种原因使某些化学物质飞溅入眼内或由于气体挥发而致眼化学损伤。化学物质品种繁多，其中碱性物质在建筑业、工业及日常生活中使用较多。常见的有石灰、水泥、氨水（气）、苛性钾、苛性钠等。这些物质除液体、气体外，多为固体粉末或颗粒状，作用时间较长，损伤严重。酸性致伤物质有硫酸、盐酸、硝酸等强酸，多见于工业生产和科学研究中的事故和意外。酸性物质溅于眼部与组织接触后，使细胞凝固坏死，蛋白质变形，形成一层不溶于水也不溶于脂肪的凝固蛋白质变性层。它阻断了酸性物质继续向组织深部渗透，保护了位于深层的正常组织。所以酸性物质烧伤较易于对预后做出判断。近年来在工业和日常生活中各种黏合剂（胶水）的使用日益广泛。误将黏合剂溅入眼部者亦较多见。

（二）临床表现

1. 受伤史

详细询问患者及在场人员有关致烧物的性质、浓度。致伤的原因，接触时间，曾否立即冲洗烧伤眼或做过其他急救处理。

2. 症状

主要有眼部刺激症状、疼痛、畏光、流泪、眼睑痉挛、分泌物增多等，可有不同程度的视力下降。

3. 体征

（1）眼睑皮肤：化学性眼球损伤，多伴有眼睑皮肤的损伤，表现为潮红、斑丘疹、水疱、水肿、剥脱性皮炎，甚至坏死。

（2）结膜：充血、水肿，严重者苍白（贫血）坏死，晚期可发生眼球粘连，眼缘粘连。

（3）角膜：上皮水肿、剥脱，实质层有不同程度的水肿、混浊、组织坏死脱落。后弹力层皱褶，内皮水肿，角膜溃疡甚至穿孔（酸烧伤可早期发生，碱烧伤多在晚期发生）。

（4）前房：房水混浊，前房积脓、积血等。

（5）不同程度的虹膜睫状体炎和晶体混浊（酸烧伤较碱烧伤少见）。

（6）继发性眼内炎、继发青光眼及眼球萎缩等（酸烧伤较少发生）。

二、治疗要点

（一）急救

1. 冲洗

一旦发生眼化学烧伤，首先要分秒必争，立即充分冲洗，可用自来水、井水、清洁河水、凉开水等充分冲洗患眼约15分钟，冲洗时必须开大眼睑，使水直接冲洗眼睛及穹隆部，冲洗必须彻底、干净。然后患者要立即转送医院进一步治疗。

对受伤后24小时内入院患者，无论是否冲洗过，均应立即用生理盐水冲洗，不要因检查而误时（甚至可不做任何检查）。冲洗液不能少于2 000 mL，冲洗时间不少于20分钟，最好用吊瓶，用有冲力的水充分冲洗。一边冲洗，一边去除固体致伤物及坏死组织。必要时可在滴表面麻醉剂后用翻睑钩拉开上、下睑，并翻转眼睑暴露上、下穹隆部冲洗，冲洗后用石蕊试纸测试，直到结膜囊 pH 值接近正常为止。

关于用中和液冲洗，根据临床观察，与用生理盐水冲洗比较，并无明显的优越性，并且若致伤物质为复杂的化合物，无法选择恰当的冲洗液冲洗，故这里不作详细叙述。一般酸烧伤可用弱碱性液冲洗，如2% ~3% 碳酸氢钠等；碱烧伤可用弱酸性液冲洗，如2% ~3% 硼酸等。这里要注意的是，石灰虽是碱性物质，但不能用酸性溶液冲洗，可用0.37% 依地酸二钠（EDTA -

Na$_2$）溶液冲洗，并且必须在角膜和结膜上皮未恢复之前及时应用，才能使眼球表面的石灰残渣溶解而清除出来。冲洗之后仍用0.37％依地酸二钠溶液每小时滴眼1次，直至角膜和结膜上皮恢复为止。硝酸银烧伤可用盐水冲洗，以便形成不溶性的氯化银而沉淀出来。

2. 中和注射

冲洗后，可行中和液球结膜下注射。中和注射可稀释及中和渗入组织的化学物质，使之丧失腐蚀性，停止扩散，保护深部组织不被侵犯。注射的药液向表层组织扩散，可以挽救已有酸碱存在尚未发生坏死的残部组织。

用作中和注射的药物：酸烧伤用弱碱性药物，如20％磺胺嘧啶钠；碱烧伤用弱酸性药物，如维生素 C 注射液。病情重者可重复多次使用。

3. 再冲洗

中和注射后，根据病情，有的需要再冲洗 15～30 分钟，必要时用持续冲洗。

4. 前房冲洗

碱性物质渗透性强，能很快渗透到前房内，引起虹膜睫状体的强烈反应。为去除渗入眼内的化学物质，使眼内恢复正常的酸碱度，必要时行前房穿刺冲洗。前房冲洗一般应在碱性烧伤后1～2 小时内进行。否则时间久了，无临床价值。

（二）一般治疗

1. 止痛

为了使患者安静，便于检查和治疗，可局部应用1％的丁卡因，口服止痛药、注射止痛剂或行针刺治疗止痛。必要时可人工冬眠。丁卡因不可多次使用，否则可影响角膜上皮的修复。

2. 抗炎

伤后早期局部滴用1％阿托品眼水以扩大瞳孔、预防和治疗虹膜炎，并有止痛作用，最好同时滴用消炎痛药水。

严重的化学烧伤，特别是碱烧伤，应全身应用激素，以减轻虹膜睫状的反应，在角膜上皮已经长好后，为了减少受伤组织的炎症反应和角膜血管新生及肉芽形成等，可局部应用激素。

3. 预防感染

局部应用抗生素眼药水及眼膏，严重病例或体质较差者可同时全身应用抗生素。

4. 改善营养促进愈合

（1）自血疗法：用自血滴眼或球结膜下注射，可供应受伤组织营养，加速其代谢从而有利于受伤组织修复和再生以及角膜混浊的透明等。

（2）复方蜂蜜液滴眼可局部补充葡萄糖。

5. 预防睑球粘连及角膜穿孔

严重的角膜化学烧伤，结膜已发生广泛坏死，应及时切除坏死组织，早期进行黏膜移植（伤后 3 天内），这样可防止碱性物质向深层渗透，防止眼球粘连，改善角膜的营养，促进角膜上皮的愈合。黏膜移植视情况可选择结膜、颊黏膜或口唇黏膜等。

其他预防睑球粘连的方法有消炎眼膏、液状石蜡或鱼肝油精滴眼等。

烧伤早期角膜溃疡变薄有穿孔危险者，应立即行治疗性板层角膜移植术，以防穿孔。

三、护理问题

（一）舒适的改变——疼痛、流泪
由于化学物质进入眼内引起。

（二）自理能力下降
由于视觉障碍引起。

（三）潜在的眼内感染

由于角膜坏死穿孔引起。

（四）缺乏知识

缺乏化学性眼外伤及其并发症的防治知识。

四、护理措施

1. 化学烧伤后现场急救首先要分秒必争，立即用水冲洗，去除致伤物，尽量缩短致伤物与组织接触的时间，减少组织损伤，此乃抢救之关键。冲洗越早、越彻底，预后越好。

2. 重度碱烧伤早期可进行前房穿刺，放出碱性房水，新生房水可起到一定的营养和保护作用。

3. 患眼点阿托品，充分扩大瞳孔，以克服虹膜刺激症状及防止虹膜后粘连。

4. 局部及全身应用抗生素，防止感染。用止痛剂和镇痛剂。

5. 血浆或半胱氨酸等滴眼，有减轻组织水肿、加速组织再生的作用。

6. 石灰烧伤者，常用依地酸盐（EDTA）滴眼，将石灰中的钙离子析出。由于依地酸盐溶液为非脂溶性，因此必须在角膜、结膜上皮尚未恢复之前及时应用，才能起到治疗作用。

7. 加强心理护理，创造良好的环境气氛、疏导鼓励等均有助于患者恢复心理平衡，积极配合治疗护理。睡眠、饮食、生活习惯的护理指导，如加强营养、戒除烟酒、预防感冒、保持大便通畅均属必要。

8. 加强教育，严格操作规程，操作时要穿劳保防护服装、戴手套和面具。使用各类化学用品的车间、库房、工地要具备清洁的自来水或生理盐水，以便在发生事故时，立即冲洗。

（徐惠丽）

第十一章　常用护理技术

第一节　气管插管术

一、适应证

1. 呼吸循环骤停。

2. 呼吸衰竭、呼吸肌麻痹或呼吸抑制者。

3. 为保护呼吸道通畅，便于清除气管、支气管内分泌物，如全身麻醉前。

4. 各种原因引起的通气障碍，如昏迷、多发性肋骨骨折、气管内肿瘤等。

二、禁忌证

1. 主动脉瘤压迫气管者。

2. 咽喉部脓肿。

3. 颈椎骨折脱位者。

4. 下呼吸道分泌物潴留所致呼吸困难，难以从插管内清除者，应做气管切开。

5. 喉头水肿、急性喉炎、喉头黏膜下血肿、插管创伤引起的严重出血等。此类患者在面罩给氧下行气管切开较安全。

三、操作步骤

（一）术前准备

气管导管（带套囊）、导向管芯、喉镜、插管钳、牙垫、吸痰器、呼吸器、氧气、胶布、注射器、雾化器。

（二）操作方法

术者站在患者头顶端，启开口腔。左手持喉镜从右口角伸入，将舌体推向左侧，显露悬雍垂，然后将喉镜沿舌背弯度深入至咽部，挑起会厌，暴露声门，再将气管导管（内放导向管芯）经声门插入气管，拔除管芯，放入牙垫，退出喉镜，用胶布将导管和牙垫一并固定于嘴唇皮肤上，并向气管导管前端的套囊内注入空气 4~5 mL，用止血钳夹住，不使其漏气。

四、注意事项

1. 对呼吸困难或呼吸停止者，插管前应先行人工呼吸、吸氧等，以免因插管费时而增加患者缺氧时间。

2. 插管前检查工具是否齐全适用，喉镜灯泡是否明亮，套囊有无漏气等。

3. 根据患者年龄、性别、身体大小选择粗细适当的气管导管进行插管，男性选用 F36~40 号，女性可用 F32~36 号。

4. 插管动作要轻巧、准确、迅速。

5. 导管插入气管后应检查两肺呼吸音是否对称，防止误入一侧支气管导致对侧肺不张。

6. 插管后随时检查导管是否通畅，有无扭曲。吸痰时尽量注意无菌操作，并且每次吸痰时间不应大于 15 秒。必要时，先予吸氧片刻后再吸引，以免加重缺氧。

7. 插管时间一般不超过 48 小时。

8. 向上提拉喉镜手柄，使着力点在镜片前端，切忌以门齿为支点，以免造成门齿脱落损伤。

9. 患者必须恢复了自主呼吸，并且咳嗽反射、吞咽反射恢复，方可拔管。并注意观察患者对拔管的反应，保持呼吸道通畅。重症患者拔管后 1 小时复查动脉血气变化。

（孙晓燕　孙丹　徐惠丽）

第二节　气管切开术

一、适应证

适应于喉源性呼吸困难及下呼吸道分泌物阻塞所引起呼吸衰竭的急救。如先天性喉阻塞、喉的急性炎症、变态反应性急性喉水肿、喉气管异物、喉外伤、严重颅脑外伤、严重呼吸道烧伤、颌面部大手术麻醉等。

二、禁忌证

严重出血性疾病或气管切开部位以下占位性病变引起的呼吸道梗阻者。

三、操作步骤

（一）术前准备

应向家属讲明病情及气管切开的必要性，并行普鲁卡因皮肤试验。手术器械包括注射器及针头各 1 套；切皮刀及气管切开刀各 1 把，止血钳 6 把；甲状腺拉钩 1 对；有齿、无齿镊各 1 把；弯、直解剖剪刀各 1 把；合适的气管套管 1 个；持针器、缝针、缝线、气管撑开器1把；吸引器、吸引管、氧气；照明设备等。

（二）操作方法

1. 患者仰卧位，垫高肩部，头向后仰。如患者呼吸极度困难，不能平卧，可先采取半卧位，显露气管时再平卧。患者头部必须保持正中位，必要时由专人固定患者的头部。

2. 消毒颈部皮肤，在颈正中线，甲状软骨下，做局部浸润麻醉。

3. 以左手拇指、中指固定甲状软骨，食指置于环状软骨上方，右手持刀在颈前正中自环状软骨至胸骨上凹上 1 ~ 1.5 cm 处，做一个 3 ~ 5 cm 长的切口。分离皮下组织。再沿中线切开颈浅筋膜，分离舌骨下肌群，将甲状腺峡部向上推开，暴露气管。

4. 切开气管的第 3、4 或 4、5 软骨环，撑开气管切口，吸出气管内分泌物及血液。

5. 放入合适的气管套管或带气囊气管套管（用于接人工呼吸机），如气管切口过小可适当延长，也可将已切开的软骨环切除部分，使其成圆孔。

6. 在切口缝合 1 ~ 2 针，套管口周围覆盖消毒湿纱布。将气管套管系带在颈后结扎，使套管固定。

四、注意事项

1. 危急患者，以紧急切开气道为原则，可不麻醉，先切开气道后止血。或者先做环甲膜穿刺，保证气道通气后再做气管切开。

2. 术后最好有专人护理，初期吞咽流质可发生呛咳，成人应训练吞咽食物后呼吸稍停。婴儿可给鼻饲。

3. 注意检查气管套系带的松紧度，太紧容易压迫颈部血管，太松容易使套管脱管。一般系带与颈部皮肤之间能插入一食指较为适宜。定时更换套管口处覆盖的湿纱布。术后，将盐水湿纱布

（无菌）双层轻盖套管口上面，经常更换，保持湿润，以便湿润空气、滤过空气并防止异物坠入气管。

4. 必须经常保持套管通畅，气管内分泌物较多时，应及时清除，分泌物过于黏稠，可采用 0.5%~2% 新霉素或庆大霉素 4 万 U 以及 α-糜蛋白酶液套管内滴入，每日 3 次（或随时滴入）；蒸汽吸入疗法或雾化疗法，每日 2~3 次。此外，内管需每 1~2 小时取出清理 1 次，每日消毒 3 次。在拔出内管时，应固定好外管，以防一并拔出。并鼓励患者咳嗽。应注意无菌操作，防止感染。外管要在手术 1 周后方可更换。伤口纱布根据污染情况，每日最少更换 1 次。如患者呼吸困难，应检查内管是否堵塞。用氧时不可将橡皮管直接插入套管内，可用漏斗或面罩。

5. 注意观察有无创口出血、皮下气肿及感染情况。皮下气肿伴有呼吸困难者，应想到合并气胸、纵隔气肿的可能。如发生异常情况，应及时报告医师，予以处理。

6. 气管切开术后，应禁用吗啡、可待因、阿托品等镇咳剂及麻醉剂，防止因抑制咳嗽而致气管内分泌物不易咳出。如果咳嗽剧烈影响休息或促使皮下气肿扩展以及加重伤口出血，可考虑给以少量祛痰药或缓和性镇咳药。

7. 拔管前，先试行堵管 24~48 小时，若发现呼吸困难、烦躁不安、面色发绀，应立即拔除堵塞物，并通知医师。无呼吸困难者可拔管。拔管后仍应注意患者的呼吸，继续观察 1~2 天。伤口处以蝶形胶布拉紧皮肤，盖以无菌敷料，一般不需缝合。

（孙晓燕　孙丹　徐惠丽）

第三节　环甲膜穿刺术

一、适应证

1. 注射麻醉药物，为气管内其他操作做准备，如支气管镜检查时做气管内麻醉。

2. 注射治疗药物，如支气管内膜结核的治疗。

3. 湿化痰液。

二、禁忌证

有明显出血倾向者及不能合作的患者。

三、操作步骤

（一）术前准备

备常规消毒用治疗盘、环甲膜穿刺包［内有细硅胶管（长15～20 cm）、血管钳、5 mL 和 10 mL 注射器、7～9 号针头（解除喉梗阻时用粗套针）、16～18 号针头（留置导管用）］、纱布、棉球、无菌手套、2% 普鲁卡因、1% 丁卡因。

（二）操作方法

1. 术前向患者说明施术目的，消除不必要的顾虑，消除其恐惧心理，以争取主动配合。有剧咳者，遵医嘱术前 1 小时给镇咳药。

2. 穿刺部位选甲状软骨与环状软骨间的环甲膜处。

3. 患者平卧或取斜坡坐位，头向后仰，消毒颈前部皮肤，协助医师戴无菌手套、铺洞巾，术者以消毒的左手食指触消毒穿刺部位，固定穿刺部位皮肤，右手拇指及食指持注射器针座，针与管中线成垂直方向经环甲膜刺入约 1.5 cm，当针锋达到喉腔时有落空感，患者可有咳嗽，注射器有气泡抽出。固定注射器于垂直的位置，注入麻醉药，再根据穿刺目的注入治疗药物或湿化痰液的盐水及药物。如抽取痰液标本应换环甲膜穿刺针，并经针芯插入细塑料导管取痰。

4. 术毕拔出针头，用消毒棉球压迫穿刺点片刻即可。若需留置导管滴药时，可经穿刺针插入细硅胶管 8 ~ 10 cm，拔出穿刺针，固定留置管。每次滴药完毕应消毒局部皮肤，用无菌纱布包裹留置管并固定之。

四、注意事项

1. 穿刺时一定要定准解剖位置，否则易损伤喉部。肯定刺入喉腔后，才能注射麻醉药或治疗药物。如发生皮下气肿和少量咯血，可予对症处理。

2. 患者如出现声音嘶哑、吞咽困难或局部肿痛等症状，可能为穿刺针误刺气管旁侧所致，应向患者做好解释，劝告其不必紧张，一般可在数小时后症状消失。

3. 经各种方法不能制止剧烈咳嗽者，应放弃此疗法。

（孙晓燕　孙丹　徐惠丽）

第四节　胸腔穿刺术

一、适应证

1. 大量胸腔积液（300 mL 以上）或积气致呼吸困难及循环障碍时，放出积液或积气减轻症状。

2. 检查胸腔液性质，以明确诊断。

3. 胸腔内给药。

二、禁忌证

病情危重、有严重出血倾向、大咯血、严重肺结核及肺气肿等。

三、操作步骤

（一）术前准备

向患者解释穿刺目的及注意事项，消除恐惧心理。器械准备有清洁盘、胸腔穿刺包、无菌试管 4 只、1% 普鲁卡因溶液、无菌手套。

（二）操作方法

1. 穿刺前向患者解释穿刺的目的及意义，消除紧张恐惧心理，并嘱排尿。

2. 轻症患者仅骑坐于靠背椅上，面朝椅背，双手平置于椅背上，头伏于前臂。重症患者可取半卧位。

3. 穿刺部位如系气胸患者，穿刺点应选在叩诊鼓音处，常取胸前第 2 肋间锁骨中线处。如为胸腔积液，穿刺点常选叩诊音区较低的位置，一般取肩胛角线第 7~9 肋间。

4. 常规消毒，术者戴无菌手套，铺无菌洞巾，用 1% 普鲁卡因局麻至胸膜壁层。

5. 用止血钳夹住连接穿刺针头的胶管，或连接三通活栓，以免空气进入胸腔。左手拇指、食指绷紧穿刺部位皮肤，右手持穿刺针，沿穿刺点垂直缓慢刺入，至阻力突然消失即进入胸腔。

6. 助手用血管钳固定穿刺针，接上注射器，放开夹住胶管的血管钳，即可抽液或抽气，或连接三通活塞抽吸，以免空气进入胸腔。抽液后需注药者，可接上吸有药液的注射器，将药液注入，记录抽液量并送检。

7. 抽液后，拔出穿刺针，局部盖以无菌纱布或棉球并用胶布固定。

四、注意事项

1. 术前应明确积液、积气程度，定准穿刺点。

2. 病变靠近纵隔、心脏、大血管或有严重肺气肿、广泛肺大泡者，胸腔穿刺要慎重。

3. 穿刺过程中，应注意观察患者反应，如有头晕、面色苍白、出汗、心慌、胸部压迫感、连续性咳嗽或晕厥等情况，应立即停止操作，并做对症处理。

4. 抽液不宜过多、过快，首次一般不超过 600 mL，以后每次不超过 1 000 mL。诊断性抽液只需 50～100 mL 即可。

5. 使用三通活塞时，事先检查其通闭方向，以便正确使用。

6. 抽液完毕，嘱患者卧床休息 2～3 小时，继续观察 4～8小时，注意有无不良反应。

（孙晓燕　孙丹　栾梅桦）

第五节　腹腔穿刺术

一、适应证

1. 患有腹水而原因不清，抽腹水查明病因，确定诊断。
2. 大量腹水造成严重胸闷、气促，抽腹水以缓解压迫症状。
3. 腹腔内注射药物。

二、禁忌证

1. 严重腹内胀气。

2. 粘连性结核性腹膜炎。

3. 肝性脑病前期。

4. 包虫病、卵巢囊肿、动脉瘤。

5. 晚期妊娠妇女。

三、操作步骤

1. 让患者排空尿液，以免刺伤膀胱。

2. 患者取斜坡侧卧位或坐于靠背椅上，背部铺好腹带，下腹部系橡皮围裙。

3. 穿刺点选在左下腹脐与髂前上棘连线的外 1/3 处。

4. 穿刺部位常规消毒，铺洞巾。术者戴无菌手套，用 1% 的普鲁卡因局部麻醉，深至腹膜壁层。

5. 用腹针逐层刺入腹壁，针阻力消失即说明已进入腹腔，先用注射器抽吸腹水少许放入无菌试管中送检，放腹水时可接上一乳胶管，将腹水放入容器内。

6. 随着放腹水量的不断增多，将预先备好的腹带收紧，不可突然放松。

7. 放液完毕，拔出穿刺针，局部涂以碘酒或酒精，盖上无菌纱布，用胶布固定，并将腹带扎紧。

8. 如做诊断性穿刺，可用针管直接穿刺，不必麻醉。穿刺部位同前述。

四、注意事项

1. 一次放腹水量不能过大，速度不宜过快，一般不超过 5 000 mL，随放随紧腹带。

2. 放液中密切观察患者面色、呼吸、脉搏及血压等，如发生晕厥、休克应即停止放液并行必要的处理。

3. 腹水为血性者只能抽取少量标本，不能放液。

4. 腹腔注射药物应慎重，严格筛选药物。

5. 严格无菌操作，以防腹腔感染。

6. 放液后应嘱患者卧床至少 12 小时。

（孙晓燕　孙丹　张亚平）

第六节　吸痰术

吸痰法是经鼻腔和口腔插管及时吸除阻塞于呼吸道的分泌物、呕吐物等，以保持呼吸道通畅，预防吸入性肺炎，解除患者因呼吸道阻塞而造成的喘息、发绀、呼吸困难甚至窒息的一种方法。

一、适应证

1. 神志不清而呼吸道分泌物多者。

2. 主动排痰困难者。

二、操作步骤

（一）术前准备

电动吸引器及电插板。治疗盘内放：有盖无菌罐 1 个（内放 12 ~ 14 号消毒吸痰管，气管插管患者用 6 号吸痰管），无菌生理盐水 1 瓶，治疗碗 1 个，弯盘 1 个，镊子 1 把（浸置消毒液中），纱布，必要时备压舌板、开口器、舌钳、盛有消毒液的试管 1 个。

（二）操作方法

1. 电动吸引器吸痰法

（1）吸引前检查吸引器性能是否良好，橡胶管是否接错或漏气。接上电源，连接吸痰导管，打开开关，用清水或等渗盐水试吸以了解吸引导管是否通畅。

（2）患者取仰卧位，头转向一侧，将吸痰管由口腔或鼻腔插入咽喉部或气管内将痰吸出。

（3）吸痰动作应轻柔，吸痰管应从深部左右旋转向上提吸，将痰吸尽，防止固定在一处吸引而损伤黏膜。每次吸引不超过15秒。

（4）吸痰管插入深度视痰液滞留位置深浅而定，一般9～15 cm。

（5）吸引时如痰液黏稠，堵塞导管不易吸出，可叩拍胸背或用雾化吸入。

（6）小儿吸痰时，吸痰管宜细，吸力要小。

（7）随时擦净患者面部分泌物。观察口腔黏膜有无损伤。

（8）全部用物每日消毒一次，停止吸痰时，贮液瓶、皮管应消毒处理。

2. 注射器吸痰术

用50～100 mL注射器，连接吸痰管，当吸痰管插入至有痰液处，用力拉筒栓将痰液吸入注射器内。

3. 口吸术

当患者生命受到严重威胁，又无吸痰设备，可进行口对口吸痰。

4. 中心吸引装置吸痰法

该装置利用管道通路到达各病室单位，应用时装上吸痰管，开动小开关即可抽吸。用物及操作方法同电动吸引器吸痰法。

三、注意事项

1. 使用前须检查吸引器效能是否良好，电源的电压和吸引器的电压是否相等，各管连接是否正确，吸气管和排气管不能弄错。

2. 贮液瓶内出液不宜过满。应及时倾倒，以免液体吸入电动机内损坏机器。

3. 电动吸引器连续使用时间不宜过长，每次不可超过 2 小时。用后要清洁、消毒其管道和贮液瓶。

4. 治疗盘内的吸痰用物应每日更换一次，气管切开所用治疗盘应保持无菌。

5. 小儿吸痰时，吸痰管宜细，吸力要小。

6. 患者痰液潴留于喉或气管内，可于患者吸气时，迅速将吸痰管送入气管内进行吸痰。或用拇指指尖点压胸骨上窝天突穴处，诱发患者咳嗽，使痰液排到咽部，再用吸痰管吸痰。

（徐惠丽）

第七节　导尿术

一、适应证

1. 需准确记录尿量及做细菌培养等特殊检查者。

2. 危重患者尿液监护。

3. 尿潴留患者的治疗。

4. 探测尿道有无梗阻狭窄，测残余尿量、膀胱容量、压力及造影检查等。

5. 注入抗生素治疗膀胱疾病。

6. 外科、妇产科等术前准备排空膀胱，避免术中误伤。

二、操作步骤

（一）术前准备

无菌导尿包（内装导尿管 2，即 8 号、10 号各 1，血管钳 2，小药杯内置棉球、液状石蜡棉球瓶，洞巾，弯盘，有盖标本瓶或试管），无菌持物钳，无菌手套，换药碗内盛 0.1% 新洁尔灭棉球、血管钳、消毒指套 2 只或手套 1 只（左手，为消毒外阴用），0.1% 新洁尔灭溶液 1 瓶，弯盘，小橡胶单，治疗巾。

（二）操作方法

1. 患者平卧于床上，两腿屈曲外展。

2. 用肥皂水清洗外阴及尿道口，女性应包括前庭部、大小阴唇和周围皮肤，男性应翻转包皮进行冲洗，再用 0.1% 新洁尔灭或 0.1% 氯己定冲洗，由内向外消毒，然后铺无菌洞巾。

3. 取无菌导尿包置于病员两腿中间，打开导尿包。术者站在患者右侧，戴无菌手套，用液状石蜡棉球润滑导尿管前端，左手持阴茎或分开小阴唇，右手持镊子将导尿管对准尿道口轻轻插入尿道，女性一般插入 4 ~ 6 cm，男性插入 15 ~ 20 cm，见尿液流出，再插入 1 ~ 2 cm，将尿引入无菌弯盘内。

4. 若需做尿培养，用无菌标本瓶接取，盖好瓶盖。

5. 导尿毕，先夹闭管腔，拔出导尿管，脱去手套，放于弯盘内，撤下洞巾，擦净外阴，做好记录，将尿标本贴标签后送验。需留置导尿管者，则用胶布固定导尿管于阴茎或外阴皮肤上。

三、注意事项

1. 用物必须严格消毒灭菌，并按无菌操作进行，以防感染。

2. 为女病员导尿时，如误入阴道，应更换导尿管重新插入。

3. 插尿管时，动作要轻柔，以免损伤尿道黏膜。

4. 遇尿道狭窄患者，可选用新的小号导尿管，变换方向试插，亦可用注射器自导尿管注入液状石蜡，增加润滑度，以增加成功率。尿道痉挛者，可注入 2% 普鲁卡因 2 mL，5 分钟后再行导尿。

5. 若膀胱高度膨胀，病员又极度衰弱时，第 1 次放尿不应超过 1 000 mL。因大量放尿，可导致腹腔内压力突然降低，大量血液滞留于腹腔血管内，引起血压突然下降产生虚脱。另外，膀胱突然减压，可引起膀胱黏膜急剧充血，发生血尿。

6. 导尿前，应向患者了解有无尿道狭窄和损伤史，并注意选择导尿管。

7. 留置导尿者，应注意尿道口护理，应用抗生素，进行膀胱冲洗，减少感染机会。

（徐惠丽）